Fiona Unterasinger

Wo bist Du?
Meine Trauer schmerzt
Meine Liebe sucht dich

Hilfe für die Zeit der Trauer

Books On Demand

Bibliografische Information der Deutschen Bibliothek: Die Deutsche Bibliothek verzeichnet diese Publikation in der deutschen Nationalbibliografie; detaillierte bibliografische Daten sind im Internet über http://dnb.ddb.de abrufbar.

IMPRESSUM

Covergestaltung, Grafik und Layout:
Maria Reichenauer (Schwabmünchen)
Homepage: http://www.jenseitswissen.com
Herstellung und Verlag:
Books On Demand GmbH, Norderstedt (Hamburg)
ISBN: 9783842352872

Je schöner und voller die Erinnerung,
desto schwerer ist die Trennung.
Aber die Dankbarkeit verwandelt die Erinnerung
in eine stille Freude.
Man trägt das vergangene Schöne
nicht wie einen Stachel,
sondern wie ein kostbares Geschenk in sich.

~Dietrich Bonhoeffer~

INHALT

Teil Zwei

Teil Drei

Literatur

EINFÜHRENDE WORTE

Dass wir alle im Laufe unseres Lebens mit dem Tod konfrontiert werden, lässt sich nicht vermeiden. Nicht jeder Todesfall allerdings berührt unser Innerstes auf so schmerzhafte und dramatische Weise, trotzdem aber empfinden wir Mitgefühl gegenüber Familienangehörigen oder auch gegenüber dem Verstorbenen selbst – vor allem, wenn er in jungen Jahren diese Welt verließ. Bereits dieses Mitgefühl lässt erahnen, welche tiefgreifenden und schmerzhaften Verlust- und Sehnsuchtsgefühle der Tod eines Menschen mit sich bringen kann, den wir innig lieben.

Aus diesem Grund empfinden Menschen meist auch ein tiefes Gefühl der Erleichterung darüber, dass sie nicht unmittelbar Betroffene sind, denn sie wissen offenbar: Wenn sie mit dem Tod einer Person, die sie lieben, konfrontiert werden, kann dieses einschneidende Ereignis ihr gesamtes Leben verändern und zwar auf höchst herausfordernde und schmerzhafte Weise. Möglicherweise ist es Ihnen auch einmal so ergangen vor dem Verlust Ihres geliebten Menschen.

Ein Mann sagte mir einmal zu mir: "In dem Moment, als ich erfuhr, dass die Tochter eines Bekannten tödlich verunglückte, schien sich meine Welt völlig neu zu ordnen. Die Kleinigkeiten, die mich belasteten oder mir Kopfzerbrechen bereiteten, wurden zur Nichtigkeit, denn in diesem Moment wusste ich, mir ist nichts wichtiger, als die Menschen, die ich liebe, um mich zu wissen."

Wir wollen die Zeit des unmittelbaren Miteinanders nicht durch Gedanken der Trennung belasten – dies ist eine völlig natürlich Reaktion. Daher verbannen wir alle Gedanken und Überlegungen zu den Themen Sterben und Tod konsequent aus unserem Alltag. Menschen begründen dies manchmal damit, sie würden sich lieber mit dem Leben als dem Tod befassen, schließlich sei der Tod ein trauriges und erschütterndes Thema.

In der Kultur, in der wir leben, haben wir nie gelernt, auch den Tod als Teil unserer menschlichen Existenz zu akzeptieren. Im Gegensatz zu anderen Kulturen, befinden wir uns diesbezüglich zweifelsfrei im Nachteil, denn die Auseinandersetzung mit dem Tod bringt nicht nur eine Vorbereitung auf das, was uns alle einmal erwartet, eine Auseinandersetzung mit dem Tod schafft auch Bewusstsein für das Leben: Für die kostbaren Momente, die bereichernden zwischenmenschlichen Beziehungen, den gemeinsamen Weg und die schönen Augenblicke, die wir mit anderen erleben. Es wird uns bewusst, dass wir alle nur vorübergehend hier sind und dass unsere Lebenszeit begrenzt ist. Auch wenn wir das Miteinander nicht durch Gedanken der Trennung belasten wollen, ist es wichtig, sich mit dem Tod auseinanderzusetzen. Geschieht dies nicht, ergeben sich viele Fragen erst dann, wenn man sich in der Situation des Trauernden befindet und wenn das, was man bewusst oder unbewusst zur Seite drängte, plötzlich seine volle Aufmerksamkeit fordert. Völlig unvorbereitet und entmachtet, steht man in diesem Augenblick der Nachricht über den Tod gegenüber.

Unser Verhalten und unsere Gefühle demonstrieren aber auch, dass der Tod eines Menschen vor allem dann als schmerzhaftes Ereignis erfahren wird, wenn wir Menschen verlieren, denen wir unser Herz schenken, mit denen wir unser Leben teilen und mit denen uns ein enges Band der Freundschaft und Liebe verbindet.

Untersuchungen über belastende Lebensereignisse zeigen, dass der Tod eines geliebten Menschen an oberster Stelle der Liste steht.[1] Dies macht unsere Angst vor dem Verlust deutlich – die Angst, zurückgelassen zu werden, ohne zu wissen, wohin der geliebte Mensch geht und ahnungslos, was ihn nach dem Tod erwartet.

Dieses Buch richtet sich speziell an jene Menschen, die stark unter ihrer Trauer leiden und die Hilfe und einen Weg in die Heilung suchen. Diesen Menschen möchte ich Wege aufzeigen, wie sie den Verlust des geliebten Menschen begreifen und damit umgehen lernen können.

Was aber bedeutet es wirklich jemanden zu verlieren? Fühlt sich Trauer für jeden gleich an? Wie lang sollte bzw. darf Trauer anhalten? Kann man zu wenig trauern? Was ist davon zu halten, wenn jemand behauptet, er habe eine kontinuierliche Verbindung zur Person, die verstorben ist? Ist das normal? Die Anzahl der Fragen, die sich zu diesem Thema ergeben, sind schier endlos. Wenn wir allerdings verstehen, dass jeder Mensch unterschiedlich auf den Tod eines geliebten Menschen reagiert, können wir auch verstehen, dass Trauer

---

[1] Holmes, Thomas u. Rahe, Richard: The Social Readjustment Scale, In: *Journal of Psychosomatic Research 11*, S. 213-218, 1966.

keine eindimensionale Erfahrung ist und deshalb auch kein normiertes Verhalten mit sich bringt.

Ein Teil gegenwärtiger Fachliteratur in Bezug auf Trauer und Verlust (Kachler 2005, Bonanno 2009) zeigt auf, dass gängige Trauermodelle des westlichen Kulturkreises unwirksam sind, ja sogar nicht verifizierbare Hypothesen beinhalten[2] und das Gefühl der Sehnsucht und des Verlustes nicht zu verringern helfen, sondern vielmehr verstärken können. Das soll gleichzeitig auch daran erinnern, dass Wissen und Anleihen aus anderen Kulturen bereit stehen, die es ermöglichen, den Verlust begreifen zu können, aber auch Unterstützung darin zu erhalten, wie man als Trauernder mit dem Verstorbenen eine neue Form der Verbindung leben kann. Genau darum wird es in diesem Buch auch gehen: Den geliebten, verstorbenen Menschen nicht los lassen oder gar vergessen, sondern ihn einbeziehen und mit ihm eine neue Form der Beziehung kultivieren.

Sie werden in diesem Buch erfahren, wie stark die persönliche Situation als Hinterbliebener mit unserer Kultur in Verbindung steht, in der wir le-

---

2 Freud, Sigmund: Trauer und Melancholie, In: *Zeitschrift*, Bd. 4, 1917.

ben. Vor allem aber werden Sie eine Sichtweise zu Tod, Sterben und Trauer kennen lernen, die ich als Anthropologin vertrete und die meine Tätigkeit in der Trauerarbeit und Sterbebegleitung prägt. Mir ist es ein Herzensanliegen, Menschen zu motivieren, ihre Beziehung zu ihren Verstorbenen auf konstruktive Weise zu pflegen. Die Erfahrung zeigt unter anderem auch, dass der trauernde Mensch wesentlich besser mit dem Tod eines Lieben umgehen kann, wenn er die Beziehung zu ihm aufrecht hält, denn durch diese Verbindung wird spürbar, dass wohl eine körperliche Trennung erfolgte, das emotionale Band zwischen Hinterbliebenen und jenen, die vor uns diese Welt verließen, aber nicht durchtrennt wurde.

Das Buch ist in drei Teile gegliedert, von denen sich der erste mit der misslichen Situation des Trauernden befasst – seinen Gedanken, Gefühlen und individuellen Reaktionen auf den Verlust. Dieser Teil soll Ihnen helfen zu verstehen, warum die Gefühle in der Trauer so schmerzhaft, so intensiv und so belastend sind und warum Sie so reagieren, wie Sie es tun. Es stecken in diesen Gefühlen auch heilende Qualitäten, die Ihnen dabei helfen können, die Schwere zu verringern, die sich am Weg der Trauer oftmals so intensiv zeigt. Im zweiten Teil des Buches erfahren Sie, wie Sie Trauer- und Sehnsuchtsgefühle transformieren können, damit Sie selbst wieder heilen, eine neue Form der Beziehung zum Verstorbenen aufbauen und auch ihr eigenes Leben wieder Schritt für Schritt aufnehmen können. Hier werden Wege aufgezeigt und verschiedene Rituale beschrieben, die bei der Heilung hilfreich sein können.

Im letzten Teil des Buches werden Sie lesen, wie man dem Tod in anderen Kulturen begegnet und dass Tod in anderen Teilen der Welt nicht ausschließlich Verlust und Trennung bedeutet, sondern vor allem auch Transformation. Sie werden aber auch erfahren, warum der Tod in unserer westlichen Gesellschaft tabuisiert wird und welchen Einfluss dies auf Sie, als trauernder Mensch hat.

Teil Eins

WENN DIE NACHRICHT EINTRIFFT …

Wenn wir erfahren, dass einer unserer liebsten Menschen verstorben ist, trifft uns diese Nachricht mit aller Vehemenz und führt uns kurzfristig sogar in einen Zustand, in dem wir nicht mehr zwischen Realität und Illusion unterscheiden können. Wir stehen unter Schock, sind paralysiert und/oder empfinden tiefen, unsagbaren Schmerz.

Das Gefühl der Leere, Einsamkeit und die Sehnsucht nach dem lieben Menschen rauben uns jegliche Kraft und Energie, um am Leben teilzuhaben. In der Welt, die uns bislang so vertraut war, fühlen wir uns verloren und verlassen. Ähnlich einem Amputationsschmerz, erleben wir, dass ein so wichtiger Teil, der bislang zu uns gehörte, schmerzlich fehlt. Nichts lieber wünschten wir uns, als in das lächelnde Gesicht des geliebten Menschen zu blicken und nichts lieber würden wir tun, als seine Hand zu halten, ihn zu umarmen, seine Nähe spüren... Durch die Nachricht über den Tod, sind wir selbst einen Tod gestorben – emotional – und Verlustgefühle sind die schmerzhafte Konsequenz, wenn geliebte Menschen uns verlassen. Mit ihrem Weggang verändert sich schlicht alles und der Tod eines Familienmitgliedes, Kindes, Partners oder engen Freundes führt in den meisten Fällen zu einer Zäsur in unseren eigenen Biografien. Das gemeinsame Leben, das mit dem Tod ein Ende findet, bringt einsame und unbegreifbare Momente für Hinterbliebene mit sich. Wir vermissen, leiden, quälen uns mit scheinbar nicht mehr zu beantwortenden Fragen, plagen uns mit Selbstzweifeln bis wir manchmal so entkräftet sind, dass wir keine Träne mehr vergießen können. Unsere Gefühlswelt ist derart belastet, dass ein Empfinden von Freude undenkbar geworden ist.

Vor allem ein überraschender Tod wie durch Suizid, Unfall oder Herzinfarkt führt vor Augen, wie unkalkulierbar die Entwicklungen im Leben sein können und wie schnell in einem Bruchteil von Sekunden viele Dinge so nebensächlich und lapidar werden. Genau in diesem Moment wird uns klar, dass das Kostbare in unserem Leben von einem zum anderen Moment nicht mehr greifbar ist und dass sich ab sofort alles verändern wird. Nicht nur die Welt in unserem Inneren gerät völlig durcheinander, auch im Außen erleben wir, dass wir durch den Verlust an die Grenzen unserer Belastbarkeit stoßen. Viele tägliche Gewohnheiten, die mit dem lieben Menschen verbunden waren, sind plötzlich nicht mehr lebbar und Gedanken über eine Umstrukturierung unseres Lebens werden zur weiteren Herausforderung.

Selbstverständlich sind es nicht nur überraschende Todesfälle, die uns in die Krise stürzen. Auch bei Krankheiten, die bis zum Tod führen, ist eine Vorbereitung auf den Tod meist nur eine vermeintliche Vorbereitung, denn bis zum allerletzten Moment konzentriert man sich – vornehmlich bei jungen Menschen – auf die Hoffnung einer positiven Wende und die Erhaltung des Lebens.

Die traurige Nachricht beinhaltet für alle Hinterbliebenen letztlich, dass man einen Menschen verliert, den man sehr liebt und dem man sehr verbunden ist. Weltweit und in allen Kulturen trauern Menschen um ihre Lieben. Es gibt nicht nur Unterschiede in der Art des Trauerns, sondern auch in der Art, wie man dem Tod begegnet. Oftmals können und wollen wir uns nicht darauf vorbereiten, auch deshalb, weil wir auf die wichtigsten existenziellen Fragen keine Antworten finden …

MEINE TRAUER SCHMERZT. MEINE LIEBE SUCHT DICH

Sigmund Freud schreibt in "Trauer und Melancholie"[3], die Trauer habe die Aufgabe, die Erinnerung des Hinterbliebenen vom Verstorbenen abzulösen und somit die libidinöse Bindung ("energiereiche Verbindung") zu durchbrechen. Dieses Vorgehen erfordere viel "Energie", weshalb der Trauernde, weil er beträchtlichen emotionalen Einsatz aufwenden muss, Trauerarbeit leisten müsse. Auch J. W. Wordens Trauermodell[4] mündet in der gefühlsmäßigen Ablösung vom Verstorbenen.

Der allgemeine Tenor auf psychologischer Ebene verweist im Wesentlichen auf drei Schritte, die während der Trauerbewältigung als unterstützend betrachtet werden: Es ist dies das Abschiednehmen vom Verstorbenen, das Loslassen sowie die Neugestaltung des Lebens ohne den Verstorbenen. Zweifellos motivieren diese Modelle dazu, ohne den Verstorbenen zu leben anstatt mit ihm und in einer neuen Form der Verbindung.

---

3 Freud, Sigmund 1917.

4 Worden, J.W.: Beratung und Therapie in Trauerfällen, 1999.

Wenn Trauer als Emotion des Abschiedes im Sinne Freuds verstanden wird und Trauer die Funktion hat, die Erinnerung an den Verstorbenen abzulösen und somit auch alles gemeinsam Erlebte nicht mehr in seiner Erinnerung zu kultivieren, ergibt sich naturgemäß ein Konflikt auf Emotionalebene. Der Mensch trauert primär, weil er Sehnsucht nach dem Verstorbenen hat, ihn vermisst und vor allem in der westlichen Kultur kaum Informationen darüber hat, wohin der Verstorbene geht und wie sich die Welt der Verstorbenen von der der Lebenden unterscheidet.

Das Konzept von Sigmund Freuds "Trauerarbeit" wird nicht nur aus der Sicht heutiger Trauerforschung (Bonanno 2009) als unwirksam und vage beurteilt, auch Freud selbst gestand bereits bei der Vorstellung seiner Theorie die spekulative Natur seiner These ein und widerrief mehrmals sein Konzept.[5] Das Hauptproblem, das sich in Bezug auf seine Theorie ergibt, ist, dass die graduelle Verdunkelung von Erinnerung Jahre, vermutlich die gesamte Lebenszeit in Anspruch nehmen würde (Bonanno 2009: 17). Obwohl sich die Emotion der Trauer allgemein betrachtet auf jeglichen Verlust

5 Freud, Signund: Trauer und Melancholie, In: *Zeitschrift*, Bd. 4, S. 166, 1917.

bezieht, besteht doch ein gravierender Unterschied zwischen dem Verlust durch Tod oder dem Verlust durch Trennung von einem lebenden Menschen. Im letzteren Fall erfolgt eine Trennung, weil der verlassene Mensch nicht mehr "geliebt" wird – die Verbindung wird in bewusster Absicht aufgrund mangelnder bzw. verblasster Zuneigung gelöst. Bleibt der Hinterbliebene zurück, weil die Verbindung durch den Tod getrennt wurde, war nicht mangelnde Liebe der Grund der Trennung. Eine Transformation[6] der Beziehung ist zweifellos in beiden Fällen notwendig, doch sie sollte auf unterschiedliche Weise erfolgen.

Im Zuge meiner Trauerbegleitung für Hinterbliebene, konnte ich über all die Jahre hinweg folgendes beobachten: Die Schicksale einzelner Personen mögen zweifellos unterschiedlich sein, ihre Lieben starben viele, unterschiedliche Tode und doch verbindet alle Trauernden die Liebe für den Verstorbenen sowie das Interesse dafür, was ihre geliebten Menschen nach dem Tod erwartet. Dies zeigt deutlich, dass Liebe sucht, anstatt vergisst. Jeder, der Liebe für jemanden empfindet,

---

6 Erlebt der Trauernde Verlustgefühle aufgrund mangelnder Liebe, ist ein Los-Lassen deshalb ratsam, um Liebe nicht in der Einseitigkeit zu leben.

wird dessen Nähe suchen, unabhängig davon, ob der geliebte Mensch lebt oder verstorben ist. Ein schönes Resumé dazu formuliert Roland Kachler: "Die Trauer zeigt Ihnen, dass Ihre Seele in Verbindung zum Verstorbenen bleiben will."[7]

In der mehrheitlichen Vorstellung unseres westlichen Kulturkreises und unserer aufgeklärten Gesellschaft endet allerdings alles Leben mit dem körperlichen Tod. Obwohl Bewusstseinsforscher bereits Beweise dafür haben, dass Bewusstsein nicht auf das menschliche Gehirn begrenzt ist, Bewusstsein als nicht lokal betrachtet werden kann und daher vermutlich nicht einmal vom Gehirn produziert wird[8], bedeutet folglich der physische Tod nicht automatisch die Löschung allen Bewusstseins. Trotzdem veränderte sich an unserer Betrachtungsweise dem Tod gegenüber in den letzten Jahrzehnten nicht viel. Pim van Lommel, Kardiologe und Nah-Tod-Forscher ist der Ansicht, dass wir auch ohne Körper bewusste Erfahrungen erleben können (Lommel, 2006).

---

7 Kachler, Roland: Meine Trauer wird dich finden. Ein neuer Ansatz in der Trauerarbeit, Kreuz-Verlag, 2009.

8 Lászlo, Erwin u. Van Lommel, Pim: Wisdom and Science in Dialogue: *The New Planetary Consciousness, Wissenschaftliches Symposium,* Düsseldorf, 2006.

Sigmund Freud (1917) vertritt ebenso die Meinung, dass bei einem Verlust die Liebe ins Leere laufe und keine Resonanz mehr finde aufgrund der Tatsache, dass der Verstorbene sie nicht erwidern könne. Folgendes Zitat[9] macht nicht nur deutlich, warum wir trauern, sondern zeigt auch Ähnlichkeiten zur Anschauung Sigmund Freuds mit einem bedeutsamen Unterschied: Im Gegensatz zur psychoanalytischen Betrachtungsweise wird hier nicht die Ansicht vertreten, dass die Liebe ins Leere läuft, sondern dass sie sich naturgemäß nicht mehr auf materieller Ebene manifestieren und entfalten kann. Dies bedeutet jedoch nicht, dass die Liebe seitens des Verstorbenen nicht empfangen oder erwidert wird.

“Eure Gefühlswelt steht immer in Wechselwirkung mit eurem Umfeld und Persönlichkeiten, die euer Leben tangieren und begleiten. Alles Erlebte und jede Emotion findet sich in euch als Spiegelbild und Spur wieder; diese Spuren ergänzt ihr euer Leben lang, häuft sie in kontinuierlicher Weise an und schafft damit emotionale Intensitäten.

[...]

---

9 Unterasinger, Fiona: “Dialog mit Napa“, Bod: Hamburg, 2005.

Immer jedoch trachtet ihr danach, eine körperliche Präsenz eures Gegenübers zu erspüren. Wechselt euer Gegenüber in den körperlosen Zustand, können seine individuellen Spuren nicht mehr in euch Gestaltung finden. Eine vormals erlebte Symbiose wechselt zu einem Senderverhalten, dem sein Gegenüber fehlt. Der Verlust von emotional-körperlichen Spuren führt euch unter Umständen in Zustände, die völlig anders gelagerte Qualitäten hervorbringen (Depression)."

[...]

In diesem Zitat wird erklärt, dass Menschen die körperliche Anwesenheit der Person, die sie lieben, suchen und dass vor allem das unmittelbare Miteinander wesentlich ist, weil es dabei zu einem starken Gefühlsempfinden kommt. Stirbt der Mensch, den wir lieben, fehlt die körperliche Präsenz, die durch das Miteinander so wichtig für uns geworden ist. Wir vermissen den Verstorbenen.

Bei den trauernden Menschen, die mich kontaktierten, konnte ich eine Gemeinsamkeit feststellen: Trauernden gelingt es besser, sich vom Körper des geliebten Menschen zu verabschieden, es widerstrebt Ihnen aber, von seiner Persönlichkeit, Seele und seinem Wesen Abschied zu nehmen. Wenn Sie selbst auf Ihr Gefühl achten, in sich hineinhören und dabei zu dem inneren Wissen gelangen, dass zwar der Mensch, den Sie lieben, verstarb, nicht aber die Persönlichkeit, dann vertrauen Sie auf Ihre Intuition und stärken Sie sich durch diese nährende Gefühl!

Es erscheint plausibel, dass sich das Abschied nehmen für die meisten Trauernden auch aus einem anderen Grund schwierig gestaltet, und zwar, weil sie sich im Widerstreit zweier unterschiedlichen Wissensformen befinden. Unsere konventionelle Wissenschaft kann uns keine Auskunft über unsere Seele und ein Weiterleben nach dem Tod geben und weil sie sich ausschließlich mit unserer Lebzeit auf Erden beschäftigt, wird Leben außerhalb dieses Rahmens als nichtexistent betrachtet. Auf der anderen Seite aber sind wir selbst Wesen, denen ein umfangreiches inneres Wissen zur Verfügung steht. Ob dieses Wissen bewusst oder unbewusst vorhanden ist, spielt in diesem Fall keine große Rolle, denn wir merken intuitiv und durch eine emotionale Unstimmigkeit, wenn von außen festgelegte Ansichten und Meinungen nicht mit unserem Inneren harmonieren.

Die Liebe, die Sie als Trauernder empfinden, ebnet den Weg, eine neue Art der Beziehung zum Verstorbenen einzugehen. Ihre Zuneigung ist Ihre persönliche Schnittstelle zu ihm und die Liebe unterstützt Sie dabei, mit dem Verstorbenen zu leben, anstatt ohne ihn. Selbstverständlich kann sich diese liebende Verbindung nicht im Äußeren manifestieren, da sich der Verstorbene nicht mehr in unserer physischen Welt befindet. Wir sind dadurch zwar nicht mehr in der Lage, Liebe auf körperlicher Ebene auszudrücken, trotzdem können wir sie in einer inneren, gedanklichen und geistigen Weise erleben, zum Ausdruck bringen und teilen. Dem Menschen sind durchaus auch Bewusstseinsebenen zugänglich, in welchen ein Austausch von Liebe besonders bewusst wird.

ÜBER DIE GEFÜHLE IN DER TRAUER UND DIE HEILENDE QUALITÄT DER TRAURIGKEIT

Gefühle, die wir empfinden, erlauben uns Orientierung und geben uns wertvolle Hinweise über uns selbst. Nicht nur das: Gefühle, die wir ausdrücken, können auch zu einem bestimmten Verhalten unserer Mitmenschen führen. Bereits C.G. Jung betonte, Gefühle seien ansteckend.[10] Zweifelsfrei gibt es einen übergeordneten Grund, weshalb Gefühle Menschen wie ein Band miteinander verbinden und warum sich Menschen nicht nur durch Viren anstecken, sondern auch durch Glück oder Traurigkeit.

Traurig zu sein, ist eine natürliche Reaktion des Menschen und jene Emotion, die nach dem Verlust einer geliebten Person am stärksten vom Trauernden durchlebt wird. Dabei sind zwei Fragen besonders wichtig: Warum empfinden wir Traurigkeit? Und welchen Zweck erfüllt diese

---

10 Sedgwick, David: Introduction to Jungian Psychotherapy, S. 75, Brunner-Routledge: N.Y, 2001.

Emotion? Für Zorn beispielsweise scheint die Funktion des emotionalen Ausdrucks offensichtlich zu sein. Ein zorniger, wütender Ausdruck zeigt anderen Menschen schnell und auf wirksame Weise, dass wir uns bedroht fühlen. Ähnlich offensichtlich gestaltet sich der Gesichtsausdruck für Ekel. Wenn wir Ekel empfinden, verziehen wir das Gesicht zu einer Grimasse und warnen andere Menschen gleichzeitig vor möglicher Toxizität.

Wir empfinden Traurigkeit, wenn wir jemanden oder etwas verloren haben, aber nichts dagegen tun können; wenn wir machtlos sind und uns nur dem Umstand beugen können. Macht der Mensch für einen Verlust jemanden anderen verantwortlich, empfindet er beide Emotionen: Wut und Traurigkeit. Aber Traurigkeit in seiner reinsten Form bedeutet in erster Linie Resignation und es ist dieser hoffnungslose Zustand, der die Aufmerksamkeit nach innen lenkt.

Untersuchungen zeigen, dass Menschen im Zustand der Traurigkeit detailorientierter und genauer wahrnehmen. Traurigkeit hat daher auch den Sinn, uns auf eine tiefere und wirksamere Betrachtung einzulassen und uns darauf zu fokussieren. Speziell nach einem Verlust, wenn wir uns mit der Situation des Todes auseinandersetzen, werden die Funktionen der Traurigkeit wesentliche Instrumente, die uns helfen, den Tod besser anzunehmen. Darin liegt eine heilende Kraft, denn ein Rückzug in die Stille bringt auch die Chance, sein eigenes Leben zu überdenken, aber auch über die veränderten Umstände zu reflektieren und vor allem über die künftige Verbindung zum Verstorbenen nachzudenken. Welche lebenswerten Aspekte gibt es momentan in meinem Leben? Wie definiere ich von nun an meine Haltung zum Leben? Auf welche Weise kann ich meine Beziehung zu meinem Lieben/meiner Lieben pflegen? Welche Möglichkeiten stehen mir zur Verfügung? Wie kann ich den verstorbenen Menschen in mein Leben einbeziehen? Wie bringe ich meine Liebe für ihn zum Ausdruck?

Traurigkeit bringt einen erzwungenen Timout mit sich und ist das Gegenteil von Wut. Wenn wir Zorn empfinden, bereiten wir uns auf einen möglichen Kampf vor; empfinden wir Traurigkeit, ist unser biologisches System hingegen gedämpft, sodass wir einen Rückzug unternehmen. Die Qualität von Traurigkeit bremst uns ein und während wir selbst langsamer werden, wird auch die Welt um uns herum langsamer. Unser Empfinden läuft in Zeitlupe ab und ermöglicht uns, alltägliche Belange der äußeren Welt außen vor zu lassen und uns auf das zu konzentrieren, was uns aus der Bahn wirft. Empfinden wir allerdings permanente Traurigkeit, neigen wir auch dazu, uns in diesem Gefühl zu verlieren. Während wir so beschäftigt damit sind, über das Verlorene nachzudenken, laufen wir Gefahr, auf unsere ganz persönlichen Bedürfnisse zu vergessen oder auf jene unserer Mitmenschen.

Wenn wir uns traurig fühlen, sehen wir auch traurig aus. Die Traurigkeit steht uns im wahrsten Sinne des Wortes ins Gesicht geschrieben: Die Augenbrauen sind zusammengezogen, die Augenlider sind verschmälert und die Kieferpartie ist erschlafft. Ob wir uns dieses Ausdrucks bewusst sind oder nicht, wir vermitteln unseren Mitmenschen dadurch ein wichtiges Signal, nämlich dass wir Hilfe brauchen und sprichwörtlich in Not sind.

Untersuchungen zeigen, dass traurige Gesichtsausdrücke sehr wirksam sind, um Sympathie und Verständnis hervorzurufen, aber auch um Hilfe und Unterstützung von anderen Menschen zu erhalten. Dies wiederum zeigt, dass wir Menschen Sozialwesen sind, die füreinander Verantwortung übernehmen. Dies beweist aber auch, dass uns ein altruistisches bzw. selbstloses Verhalten eigen ist, wodurch wir uns um andere kümmern, auch wenn wir keinen unmittelbaren Nutzen davon haben.

Doch nicht nur der Verlust an sich führt uns in den Zustand der Traurigkeit, sondern all die Begleitentwicklungen, die mit dem Verlust des geliebten Menschen in Verbindung stehen. Neben den persönlichen Umständen verändern sich meist auch die finanziellen Umstände, Beziehungen verändern sich, das Weltbild verändert sich, aber auch die gesamte Familienstruktur kann sich verändern. Jede Familienstruktur gleicht einem System. Verändert sich ein Teil dieses Systems, verändert sich alles andere ebenfalls.[11]

Wenn Ihnen Hilfe seitens Ihrer Mitmenschen angeboten wird, nehmen Sie die Hilfe dankend an! Sie befinden sich in einer schwierigen, vielleicht sogar der schwierigsten Situation Ihres Lebens. Lassen Sie deshalb auch die Traurigkeit zu, es hat einen Grund, wie Sie nun wissen, warum dieses Gefühl im Vordergrund steht! Es wäre alles andere als hilfreich, die Traurigkeit zurückzunehmen, nur um zu funktionieren. Bitte denken Sie auch daran, Sie müssen nicht "einwandrei funktionieren", denn Sie befinden sich in einer Ausnahmesituation!

---

[11] Bowen, Murray: Family Therapy in Clinical Practice, Jason Aronson: Northvale, 1978.

Der Verlust ruft eine ausgeprägte Stressreaktion im Menschen hervor und weil es sich um ein derart einschneidendes Erlebnis handelt, ist Trauer kein statisches oder uniformes Erleben. Von Natur aus schwanken wir von einem Zustand zum anderen. Wir atmen ein, wir atmen aus, wir schlafen, wir sind wach. Wir können uns beispielsweise nicht entspannen und gleichzeitig aufmerksam sein. Wir können nicht über die Realität des Verlustes nachdenken und gleichzeitig mit der Welt um uns herum beschäftigt sein. Vielmehr erleben wir in Zyklen und bewegen uns zwischen zwei Zuständen, wovon der eine "verlustorientiert" und der andere "erneuerungsorientiert" ist. Unsere Aufmerksamkeit ist teils auf die Aufgaben des Lebens und teils auf uns selbst gerichtet. Natürlich gestalten sich diese Phasen bei jedem Menschen unterschiedlich, vor allem gibt es Unterscheidungen auf zeitlicher und emotionaler Ebene.

Wie immer Sie selbst diese Zustände erleben, erlauben Sie sich, diese Phasen zu durchleben und geben Sie sich auch die Zeit, die Sie während des Heilungsprozesses benötigen. Seien Sie nicht überrascht, dass es Ihnen tageweise besser geht, sie dann aber wieder von den scheinbar tiefsten Sehnsuchtsgefühlen überrascht werden. Schritte nach vorne aber auch Rückschlage sind eine völlig natürliche Reaktion und auch Ausdruck dafür, dass Ihre Persönlichkeit und Sie als Mensch gerade dabei sind, sich auf die Suche nach einer neuen Struktur zu machen – es ist dies die Zeit, in der Sie sich dieser neuen, inneren Beziehung zum Verstorbenen anpassen. Bislang waren Sie vertraut damit, Ihre Liebe auf herkömmliche Weise zum Ausdruck bringen; Sie befinden sich in einer Übergangsphase, denn Sie sind nun gerade dabei zu lernen, Ihre Liebe zu formen und zu leben, ohne Ihren geliebten Verstorbenen sichtbar vor sich zu haben. Trotz allem, seien Sie sicher, dass Ihre Liebe den Empfänger erreicht …

VON GEMEINSAMER LEBENSZEIT UND DEM MITEINANDER

Schwere Verluste können uns in tiefe persönliche Krisen führen. So unverständlich es für viele Menschen auch klingen mag, manche Trauernde erleben den Tod eines nahestehenden Menschen als so schmerzhaft, dass sie ihm gerne nachsterben wollen. Tatsächlich geschieht dies verhältnismäßig selten. Manchmal ist ein Nachsterben jedoch bei Ehepaaren zu beobachten, die über viele Jahrzehnte hinweg den Lebensweg teilten.

Stirbt einer von ihnen, kann es durchaus vorkommen, dass nach nicht allzu langer Zeit der Partner nachstirbt. Dieses Nachsterben ist in erster Linie eine stille Einvernahme des Hinterbliebenen, ein Ausklingen der Lebenskraft und der Motivation für das Leben. Alte Menschen sind für gewöhnlich nicht mehr so gut in das gesellschaftliche Netz integriert. Viele der Freunde oder Geschwister sind bereits verstorben und die wenigen Sozialkontakte, die ältere Menschen genießen, sind im besten Falle Kontakte zu den eigenen Kindern, die sich um ihr Wohl kümmern und Fürsorge leisten. Speziell in sehr hohem Alter ist Menschen in der Regel bewusst, dass ihre Lebensziele eigentlich erreicht sind; wenn sie zusätzlich durch Krankheit und körperlichen Verfall geschwächt sind, ist die Motivation gering, nach dem Tod des Partners den weiteren Lebensweg alleine zu beschreiten.

Sehnsucht ist allerdings keine Frage des Alters, daher betrifft der Wunsch dem geliebten Menschen nachzusterben sowohl jung als auch alt. Junge Menschen oder Menschen mittleren Alters sind jedoch durch vielerlei Verpflichtungen an das physische Leben gebunden – sei es, dass sie in beruflicher Verantwortung stehen oder dass sie sich der Familie gegenüber verpflichtet fühlen.

Die Leere oder das Gefühl der Sinnlosigkeit, das der Hinterbliebene empfindet, wandelt sich oft von dem Wunsch des Nachsterbens zum Wunsch, den Verstorbenen wiederzusehen. Die Vorstellung, unsere Lieben wieder in unsere Arme schließen zu können, kann sehr tröstlich sein, doch im Jetzt, in dem wir leben, bringt sie meist nur bedingt Motivation, denn Hinterbliebene wissen, es kann Jahrzehnte dauern, bis ihr eigener Zeitpunkt gekommen ist und es zum Wiedersehen kommt. Der innige Wunsch des Wiedersehens führt dem Trauernden auch vor Augen, dass er sich unter Umständen auf eine lange Wartezeit und Warteposition einlässt. Selbstverständlich bringt eine Wartezeit keine Lebensqualität mehr mit sich, denn das Ziel im Leben wäre ausschließlich das Warten auf den eigenen Tod.

Der Hinterbliebene ist vor allem unmittelbar nach dem Tod des geliebten Menschen in vielerlei Hinsicht schwer belastet. Er muss nicht nur einen Weg finden, mit dem Tod an sich umzugehen, mit der Trauer, die er empfindet, er muss auch gleichzeitig seinem eigenen Leben einen neuen Sinn geben. Genau darin liegt für viele eine große Herausforderung, denn der geliebte Mensch war meist Bestandteil der eigenen Sinngebung. Viele Ziele und Absichten waren auf ein gemeinsames Wirken und das Miteinander abgestimmt.

Wenn wir die, die wir lieben, nicht in unserer unmittelbaren Umgebung wissen, erleben wir diesen Zustand als Getrenntsein oder Trennung. Als körperliche Individuen mit unseren fünf Sinnen sind wir auf ein körperliches Gegenüber angewiesen. Es ist uns wichtig, mit unseren Sinnen zu erleben, denn darüber erhalten wir einen Großteil der Information zu unserem Gegenüber.

Der Gesichtsausdruck, die Wahl der Worte oder eine Berührung sind wesentliche Anhaltspunkte, die über unser zwischenmenschliches Verhältnis Auskunft geben. Deshalb ist es uns wichtig, für Verbundenheit, Zuneigung und Liebe immer auch eine unmittelbare Rückmeldung und eine Kommunikation physischer Art zu erhalten. Genau diese fehlende körperliche Anwesenheit ist es, die uns das Gefühl von Getrenntsein vermittelt.

Aus dieser Sicht betrachtet, besteht kein allzu großer Unterschied, ob man einen Verstorbenen vermisst und um ihn trauert oder ob man um einen Partner, der sich aus einer Beziehung löste, trauert. Beide Lebenslagen verbindet eine traurige und verbindende Tatsache: Man bleibt alleine zurück und erfährt einen überaus schmerzhaften Einschnitt in seinem Leben. Dennoch, es gibt einen bedeutsamen Unterschied: Während der Partner, der sich trennte, auch emotional löste, wurden wir vom Verstorbenen nicht verlassen, weil sich seine bzw. ihre Liebe oder emotionale Verbundenheit veränderte.

Der trauernde Mensch, der durch die Auflösung einer Partnerschaft eine Trennung erlebt, macht häufig den ehemaligen Partner für seine schmerzhafte Lage und missliche Situation verantwortlich. Ein Verlust, der durch den Tod eines geliebten Menschen zustande kam, wird selten dahingehend betrachtet, dass seine/ihre Liebe, Verbundenheit oder Zuneigung verblasst sei. Stattdessen treten metaphysische Aspekte in den Vordergrund und eine Instanz höherer Art wird für die Trennung verantwortlich gemacht. Häufig erwähnen trauernde Hinterbliebene mir gegenüber, "Mein Partner/Kind wurde mir weggenommen" oder "Wie konnte Gott es zulassen, dass mir meine Liebe genommen wird?"

Wann immer wir um die trauern, die wir lieben, handelt es sich um besondere Persönlichkeiten, die nicht zufällig in unsere Leben traten. Der Magnetismus zwischen uns bewirkt nicht nur, dass wir uns geliebt fühlen, lieben und gemeinsam Lebenszeit verbringen, sondern er fungiert auch als Band zwischen uns, um Aufgaben und Erfahrungen, die wir miteinander teilen, mit Engagement und Motivation zu erleben. Zu erfahren und zu erleben, aber auch uns Herausforderungen zu stellen, ist eine Grundmotivation während unseres Menschseins.

Jede Form der Trennung hat eine wichtige symbolische Bedeutung und trägt eine Kernaussage in sich. Verlassen uns Menschen, sei es durch den Tod oder durch mangelnde Zuneigung, bedeutet dies abgesehen von der emotionalen Belastung immer auch die Tatsache, dass nun die Zeit gekommen ist, bestehende Aufgaben alleine oder mit anderen Menschen zu bewältigen.

Wenn man davon ausgeht, dass jeder Mensch seine individuellen Aufgaben im Leben hat und diese zur Vervollständigung bringen will, kann man auch davon ausgehen, dass kein Tod erfolgt, bevor nicht die Aufgaben erfüllt sind, die sich die betreffende Persönlichkeit vorgenommen hatte. Unter Aufgaben sind nicht ausschließlich Projekte zu verstehen, die durch einen bestimmten Anfang und ein bestimmtes Ende gekennzeichnet sind – es geht in erster Linie um bestimmte Erfahrungen und die Qualität der gemachten Erfahrung. Das bedeutet, dass nicht alles, was in unseren Augen unvollendet scheint, auch tatsächlich unvollständig ist. Es können Teilerfahrungen von Bedeutung sein oder aber auch bestimmte emotionale Momente.

Somit kann man aber auch davon ausgehen, dass der Mensch, der diese Welt verlässt, seine Aufgaben erfolgreich beenden konnte. Dies wäre Grund genug, sich mit dem Verstorbenen zu freuen – über das, was er leistete und auch darüber, welche wunderbaren Spuren er in dieser Welt und für uns hinterließ. Mit diesen Spuren hält sich der Verstorbene in Erinnerung, denn es war der Platz, an dem er wirkte und an dem er sich entfaltete.

Ihre persönliche Lebenshaltung nimmt mehr als jemals zuvor eine wichtige Rolle ein, denn sie kann Sie in Ihrer Selbstständigkeit motivieren und stützen. Es ist durchaus sinnvoll, Ihre Gedanken einmal schweifen zu lassen und den Versuch zu unternehmen, zu ergründen, warum Sie einst Ihren geliebten Menschen kennen lernten und was Sie aufgrund Ihres Miteinanders verwirklichen konnten.

Um dieses kostbare Miteinander zu würdigen und sich bewusst zu werden, wie sehr es Ihr persönliches Leben bereicherte, möchte ich Ihnen raten, Ihre Wertschätzung für den lieben Verstorbenen und das gemeinsame Miteinander zum Ausdruck zu bringen – nach Ihrer persönlichen Vorstellung und Ihrer Erinnerung. Nachstehend finden Sie einige Beispiele, die als Anregungen und Vorschläge dienen sollen.

Ich bin dankbar dafür, dass du an meiner Seite wirken und leben wolltest, dass ich an deiner Welt teilhaben konnte

Ich freue mich für dich, dass du deine Aufgaben vervollständigen konntest. Ich freue mich auch darüber, dass du dich neuen Dingen widmen kannst

Meine Aufgaben sind noch nicht abgeschlossen. Ich weiß, dass es dir wichtig wäre, dass auch ich mich meinen Aufgaben stelle und mich darauf konzentriere. Du kannst sicher sein, dass ich mich den Aufgaben in meiner Welt widmen werde

Durch den Umstand, dass du an meiner Seite warst, werde ich glücklicherweise immer daran erinnert, was dir im Leben Freude machte und Sinn gab. Dies war auch das, was dich so liebenswert für mich machte. Diese besonderen Eigenheiten bewahre ich in meiner Erinnerung sicher auf

Auch wenn wir nun andere Erfahrungen in unterschiedlichen Welten machen, werde ich dir von meinen zukünftigen Erlebnissen berichten

Ich weiß, dass du mich begleitest, auch wenn ich dich nicht sehen kann und ich weiß, dass du mich unterstützen wirst, auch wenn du körperlich nicht anwesend bist

Durch dich erlebte ich Glücksmomente und unzählige kostbare Augenblicke des Miteinanders. Dafür empfinde ich große Wertschätzung!

Teil Zwei

WIE LANGE TRAUERT MAN? KANN MAN ZU KURZ ODER ZU LANGE TRAUERN?

Das Gefühl der Trauer setzt sich aus mehreren Gefühlen zusammen. Traurigkeit, Sehnsucht und Einsamkeit sind jene Emotionen, die während der Trauer am deutlichsten im Vordergrund stehen. Im Laufe der Zeit können einzelne Gefühle zwar an Intensität abnehmen, doch ein gewisses Maß an Sehnsucht beispielsweise wird den hinterbliebenen Menschen möglicherweise sein Leben lang begleiten. Die Liebe für den Verstorbenen ist jedoch mit einer Wandlungsfähigkeit verbunden, die hilft, belastende Gefühle wie Traurigkeit, Sehnsucht und Einsamkeit zu reduzieren.

Aus der Sicht der Psychologie wird Trauer als Stressreaktion bewertet, die unterschiedlich lange den Menschen im Zustand der Trauer hält und spezifische körperliche Symptome mit sich bringt, wie zum Beispiel reduzierte bzw. übermäßige Nahrungsaufnahme oder auch Schlafstörungen. Es macht wenig Sinn festlegen zu wollen, wie lange und wie intensiv Trauer empfunden werden darf oder soll. Dennoch gibt es eine vage Beurteilung darüber, wie sich das Trauerempfinden beim durchschnittlichen Menschen gestaltet. Sicherlich kann ein beträchtlicher Teil der Menschen ungefähr ein Jahr nach dem Verlust einer geliebten Person ein Leben führen, das nicht mehr von quälender Sehnsucht geprägt ist, aus dem einfachen Grund, weil der Hinterbliebene meist seinen individuellen Weg findet, mit dem Tod umzugehen.

Ein Teil jedoch, nämlich ca. 10-15% der Menschen, trauert über viele Jahre und noch länger. Das heißt 1-2 von zehn Menschen leiden auch nach Jahren noch unsagbar unter der Trennung, die der Tod verursachte. Dies mag nicht viel erscheinen, gemessen an der Menschheit sind es doch sehr viele Menschen, die wesentlich länger trauern und akuten Schmerz empfinden als der Durchschnitt. Es ist unklar, warum diese Menschen in eine längere Trauerzeit geraten, trotzdem aber gibt es gemäß Untersuchungen zwei signifikante Punkte, die diese Trauernden von anderen unterscheiden: Es ist dies zum einen die Beobachtung, dass Menschen, die über Jahre hinweg trauern, kein Wohlgefühl aus Erinnerungen ziehen können sowie die Tatsache, dass diese Menschen meist in emotionaler Abhängigkeit zum Verstorbenen stehen.

Untersuchungen haben ebenfalls ergeben, dass eine psychotherapeutische Hilfe während der Trauerzeit eher hinderlich ist und Trauernde sich sogar ohne psychologische Unterstützung rascher erholen als mit Betreuung.[12] Dies macht deutlich, dass es kein einheitliches Konzept gibt, das dem Trauernden helfen könnte, seine Trauer zu transformieren, sondern dass sich der Weg aus der Trauer für jeden Menschen unterschiedlich gestaltet.

---

12 Bonanno, George A.: The Other Side of Sadness. What the New Science of Bereavement Tells Us About Life After Loss, Basic Books: New York, 2009.

HEILENDE TRAUERARBEIT: DIE ERINNERUNG KULTIVIEREN LERNEN MIT GRATITUDE

Menschen, die uns auf unserem Lebensweg begleiteten, sind Persönlichkeiten, mit denen uns ein unsichtbares Band verbindet und die Zuneigung zwischen uns ist ein Indiz dafür, dass wir gemeinsam handeln und wirken wollten. Dies stellt ein kostbares Privileg dar, denn der Mensch an unserer Seite setzte sich mit uns auseinander, erduldete unsere Schwächen, teilte aber auch die freudvollen, schönen und erheiternden Momente mit uns. Der Verstorbene trug auch maßgeblich zu unserer persönlichen Entwicklung bei und durch seine Hilfe war es möglich, viele unserer Vorstellungen zu verwirklichen. Dafür gebührt ihm tiefster Dank.

Es sind die zwischenmenschlichen Verbindungen, die uns dabei helfen, uns zu entfalten, Kraft zu schöpfen und unseren Aufenthalt, der auch für uns selbst nur von temporärer Natur ist, zu bereichern. Wir Menschen verbringen unser Leben vorzugsweise Seite an Seite mit anderen Menschen.

Es ist unser Grundbedürfnis, Momente zu teilen, uns auszutauschen, einander zu begleiten und füreinander da zu sein. Umso schmerzlicher erleben wir die Zeit, wenn dies nicht mehr möglich ist, wenn wir unsere Traurigkeit und Einsamkeit, Fröhlichkeit und Heiterkeit ohne den Menschen, den wir lieben, erleben müssen. Und trotzdem sind die erlebten Momente – wenn auch nicht auf physischer Ebene wiederholbar – von unschätzbarem Wert und auf alle Ewigkeit gespeichert und abrufbar. Sie existieren als Informationen, die eine Geschichte schreiben und in der Geschichte des Miteinanders wirken. Mit Gratitude [grætɪˌtjuːd] sind diese Gefühle wieder erlebbar.

Wörtlich übersetzt bedeutet Gratitude Dankbarkeit. Die Assoziation, die das Wort Dankbarkeit hervorruft, entspricht aber nicht der Assoziation von Gratitude. Aus diesem Grund führen englischsprachige Wörterbücher ähnliche Begriffe wie *thankfullness* (Dankbarkeit), *appreciation* (Wertschätzung), manchmal auch *acknowledgement* (Anerkennung). Gratitude umfasst somit das Gefühl der Dankbarkeit, Wertschätzung und Anerkennung und schließt mehrere emotionale Qualitäten ein.

Gratitude ist ein Gefühl des Wohlbefindens und geht mit der Erkenntnis einher, dass Handlungen anderer, aber auch Umstände von Wert und bedeutungsvoll für uns sind. Dieses Gefühl entsteht immer dann, wenn man Hilfe erhält, beschenkt wird oder einen Umstand wertschätzt. Mit Geschenken sind allerdings nicht ausschließlich materielle Güter gemeint, sondern gleichermaßen alle konstruktiven Handlungen, die im zwischenmenschlichen Umgang entstehen, wie Liebenswürdigkeit, Mitgefühl, Freundlichkeit, Respekt udgl. Das Gefühl von Gratitude kann beispielsweise auch entstehen, wenn man die Schönheit des Lebens anerkennt, sich mit der Natur eins fühlt oder die Stille des Moments genießt. Wissenschaftliche Arbeiten[13], die sich mit der "Anthropologie des Gebens und Schenkens" befassen, zeigen, dass der Prozess von "Geben, Nehmen, Zurückgeben" ein moralisches Band zwischen Menschen schafft. Seit jeher nützen Gesellschaften weltweit diese Form des Rituals.

---

13 Emmons, Robert, u. McCullough, Michael E.: Counting Blessings Versus Burdens: An Experimental Investigation of Gratitude and Subjective Well-Being in Daily Life, In: *Journal of Personality and Social Psychology*, Vol.84, No 2, 377-389, 2003.

Das Band, das uns mit dem Verstorbenen als Mensch vereinte, ist nach wie vor existent, es verbindet uns nur nicht in der gleichen Welt, sondern in verschiedenartigen Welten. Gratitude hilft dabei, sich dieses Bandes bewusst zu werden und es zu spüren.

Das Empfinden von Gratitude ist eine universale menschliche Erfahrung, ein mystisches Erlebnis und ein bewusster Akt; ein Gefühl, das spontan entstehen oder wofür man sich bewusst entscheiden kann. Im Unterschied zum Gefühl des Glücks, ist Gratitude ein Transformator, durch den sich unser Glücksempfinden entweder noch steigert oder aber uns in den tiefsten Momenten unseres Lebens die Privilegien erkennen lässt, wie etwa das Privileg, dass wir die kostbaren Momente erleben durften und mit ihnen eine Biografie des Miteinanders schreiben konnten.

Wie nachhaltig wir lernen können, uns in Gratitude auszudrücken und Gratitude zu erfahren, hängt mit zwei wesentlichen Kriterien zusammen: Aufmerksamkeit und Bewusstheit. Der Prozess, der das Gefühl in Gang setzt, wird vor allem von der Erkenntnis eingeleitet, dass wir die Wahl haben und somit unsere Aussicht und Realität bewusst gestalten und formen können.

Es gibt einen interessanten Aspekt in Bezug auf das Erleben dieses Gefühls: Je mehr wir es empfinden, desto mehr Gründe gibt es, es zu erleben. Dies kann etwas Erstaunliches bewirken, nämlich Gratitude nicht nur als Reaktion auf eine momentane Lage anzuwenden, sondern damit unsere Lebenseinstellung neu zu formen und zu gestalten, wodurch konstruktive Erlebensmomente wieder in unser Leben einfließen können.

Die Praxis von Gratitude bringt eine neue Beziehung zu Allem-Was-Ist, vor allem aber die wiederholte Erkenntnis, dass das, war wir haben und hatten, etwas Kostbares ist. Wir Menschen tendieren dazu, mehr zu wollen, mehr zu erwarten, mehr zu erhoffen und vergessen allzu oft darauf, was unser Leben bereits bereichert und ignorieren die bedeutungsvollen Momente, die wir erleben und/oder mit anderen teilen und teilen konnten. Häufig übersehen wir die freundlichen Gesten anderer Menschen, ein Lächeln, eine Umarmung, ein liebes Wort, einen netten Gefallen oder aber all die Momente, die uns unsere unmittelbare Umgebung bietet, wie ein sonniger Tag, ein warmer Sommerregen oder eine gut beheizte und gemütliche Wohnung im Winter.

Die Erinnerung kultivieren lernen, meint daher nicht nur, sich schöner Momente zu erinnern, um ein vergangenes Wohlgefühl wiederzubeleben, sondern diese Momente als nachhaltige Bereichung zu betrachten. Es ist dies eine Lebenshaltung, in der Anerkennung und Wertschätzung eine Priorität darstellen und man Dankbarkeit für das gemeinsame Erlebte empfindet – dafür, was man vom geliebten, verstorbenen Menschen lernen und mit ihm teilen konnte. Im besten Fall kann die Praxis von Gratitude dabei helfen, die Sichtweise zu ändern von: Ich bin traurig, dass du nicht mehr da bist, zu:

Ich bin glücklich, dass du hier warst.

ERINNERUNGSRITUALE

Erinnerungsrituale sind in allen Kulturen bekannt. Sie halten die Verbindung und unseren Kontakt mit dem Verstorbenen aufrecht. Es gibt viele unterschiedliche Möglichkeiten, sich des Verstorbenen zu erinnern. Manche dieser Rituale führen wir intuitiv aus, beispielsweise, indem wir ein Foto jenes Menschen aufstellen, den wir lieben und vermissen. Durch diese Handlung symbolisieren wir, dass wir den geliebten Verstorbenen wieder in unser Leben und in unseren Alltag integrieren möchten.

Manchmal kommt es vor, dass wir erst nach dem Tod eines geliebten Menschen erkennen, wie sehr man von ihm geliebt und unterstützt wurde. Es wäre dies ein passender Zeitpunkt, ihm unseren Dank auszusprechen. Dafür eignet sich zum Beispiel ein *Gratitude-Ritual* besonders gut, weil Sie dadurch zum Ausdruck bringen können, wie sehr Sie die Taten Ihres lieben Verstorbenen wertschätzen. Unabhängig davon, in welcher Beziehung der Verstorbene zu Ihnen stand, ob als Kind, Partner oder Freund, durch die liebende Beziehung konnten Sie sich persönlich weiterentwickeln und vielleicht sogar völlig entfalten. Die geliebten Menschen, die daher vor uns diese Welt verlassen, sind Persönlichkeiten, die bereit waren, uns bei unseren Lebensthemen und Aufgaben zur Seite zu stehen. Nachfolgend sollen einige Beispiele verdeutlichen, wie Sie Gratitude zum Ausdruck bringen können:

Ausdruck von Gratitude für Ihr Kind:

Ich danke dir dafür, dass du mir die Möglichkeit gabst, Mutter / Vater sein zu dürfen
Ich danke dir für deine Fröhlichkeit und Unbeschwertheit, die meinen Alltag so bereicherte
Ich danke dir dafür, dass es mir durch dich möglich war, eine Familie zu gründen

Ausdruck von Gratitude für Ihren Partner:

Ich danke dir dafür, dass du bereit warst, mit mir eine Beziehung zu führen
Ich danke dir dafür, dass deine Anwesenheit mein Leben verschönerte
Ich danke dir für all die Zärtlichkeit und Liebe

Ausdruck von Gratitude für Ihren Freund:

Ich danke dir, dass du mir ein Freund warst und dass du ein offenes Ohr für mich hattest, als ich es am notwendigsten brauchte
Ich danke dir für die kleinen und großen Freuden, die mein Leben bereicherten
Ich danke dir für deine Hilfestellung und deine Ratschläge, die mir bei meinen Entscheidungen hilfreich waren

Ein Erinnerungsritual, das die schönen Momente verstärkt, kann auch durchgeführt werden, wenn Sie sich in regelmäßigen Abständen an einzelne schöne Situationen mit Ihrem Verstorbenen erinnern. Erinnern Sie sich an einzelne Verhaltensweisen, Gesten, Worte, Gewohnheiten oder auch Schwächen, die Sie mochten und als liebevoll empfanden und beginnen Sie eine Erinnerungsimagination! Nehmen Sie Papier und Stift zur Hand und beginnen sie den Satz "Ich erinnere mich, als du ..." oder "Ich sehe dich, wie du ..." Lassen Sie die Bilder, die in Ihnen entstehen, hochkommen und sich entwickeln und führen Sie dann den Satz weiter! Sie können auch Erzählungen dazu verfassen oder es bei kurzen Sätzen belassen. Gegebenenfalls können Sie auch einzelne Sätze um ein Foto dieser Situation ergänzen, sofern ein Foto davon existiert.

Ganz egal, wie Sie sich des Verstorbenen erinnern, ob Sie zu bestimmten Uhrzeiten an ihn denken oder Kerzen für ihn entzünden – Rituale wie diese halten nicht nur die Erinnerung aufrecht, sondern integrieren den Verstorbenen in Ihr Leben.

Manchmal wird der Trauerprozess für den Hinterbliebenen zusätzlich erschwert, wenn der Tod unerwartet eintrat und Dinge, die im Alltag keinen Platz hatten, nicht ausgesprochen wurden oder aber Auseinandersetzungen und Konflikte nicht geklärt werden konnten. Ungelöste Konflikte führen nicht nur zu Spannungen, sondern speziell nach dem Tod zu Selbstvorwürfen und Schuldgefühlen. Die veränderte Form der Beziehung, die Sie mit dem Verstorbenen führen, sollte auch solche Aspekte berücksichtigen und Ungeklärtes zum Ausdruck bringen. Dies lässt sich auf sehr schöne Weise in einem Vergebungs-Ritual machen.

Das hawaianische *H'oponopono-Ritual* bezieht sich auf die Macht der Vergebung. In der Huna-Philosophie geht man davon aus, dass alles Eins ist, auch wenn wir uns getrennt fühlen und dass nichts geschieht, das nicht in Resonanz geht. Während der Zeremonien im alten Hawai wurden Texte im Familienrat vorgelesen, die das Thema Vergebung zum Inhalt hatten. Ein möglicher Text, den Sie in einem *Verzeihungsritual* verwenden könnten, ist folgender:

Liebevolle Anrede des Verstorbenen …

Wenn ich dich in irgendeiner Weise gekränkt, verletzt oder in unwürdiger und respektloser Weise behandelt habe oder ich dir in Worten, Taten oder Verhalten Schmerz zugefügt habe, dann bitte ich dich hiermit um Vergebung. Mögen diese Worte zur Reinigung und Auflösung von allen schlechten Erinnerungen, Gefühlen und Blockaden führen und unerwünschte Energien in Liebe verwandeln!

Umgekehrt kann es natürlich auch sein, dass Sie selbst verletzt wurden. Lassen Sie zum gegebenen Zeitpunkt, wenn Sie dazu bereit sind, auch die weniger schönen Momente im gemeinsamen Miteinander zu. Jeder Verstorbene lebte als Mensch seine individuelle Biografie, mit seinen guten, aber auch schlechten Eigenheiten und Verhaltensweisen. Es besteht deshalb kein Grund, den Verstorbenen zu glorifizieren oder seine schlechten Taten zu verleugnen oder zu verschönern – er wirkte hier als Mensch mit seinen Herausforderungen, die er während seiner Lebenszeit nach seinem persönlichen Dafürhalten in Angriff nahm. Sollten Sie selbst verletzt worden sein, so denken auch Sie bitte daran, dem Verstorbenen zu verzeihen.

Experten aus der Positiven Psychologie[14] raten ebenfalls, sich mit der Vergangenheit auszusöhnen und negative Erinnerungen durch Verzeihung umzuschreiben. Der facettenreiche Aspekt der Verzeihung meint nicht nur, jemandem sein Verhalten zu verzeihen, sondern sich auch von Schuldgefühlen frei zu machen, die nicht förderlich sind und Blockaden unterschiedlichster Art bewirken können.

---

14 Martin Seligmann, Frederic Luskin (Stanford University), Sonja Lubomirsky (University of California).

GRATITUDE. EINE WERTVOLLE HILFE IN DER TRAUER

Die Aussage "Es gibt nichts Schmerzvolleres als schöne Erinnerungen in traurigen Momenten" hat zweifelsfrei seine Berechtigung für viele Menschen. Man kann beispielsweise argumentieren, dass gerade die schöne Erinnerung einem sehr schmerzhaft vor Augen führt, dass das Erlebte, das mit Glück und Zufriedenheit verbunden war, dezidiert etwas Vergangenes darstellt und nicht mehr erneut erlebt werden kann. Aber auch eine andere Sichtweise ist möglich und zwar, dass eine schöne Zeit nicht als vergangenes Glück betrachtet wird, sondern als etwas, wofür man dankbar ist, dass es überhaupt stattfinden konnte. Stellen Sie sich vor, sie wären in jenem wichtigen Moment an ihrem geliebten Menschen vorbeigelaufen und Sie wären einander niemals begegnet!

Die Praxis von Gratitude schließt somit ein, dass all die schönen Momente bewusst erinnert werden dürfen und sollen, allerdings sollte neben der Erinnerung auch die Wertschätzung von Momenten und Erlebnissen als Privileg für das eigene Leben bewusst gemacht werden.

Gratitude schließt niemals die Betrachtungsweise ein, dass uns etwas selbstverständlich zusteht oder dass uns die Welt etwas schuldet. Ein Leben mit einer solchen Haltung zu führen, bedeutet, das schier unstillbare Verlangen in sich zu tragen, ständig zu wollen und zu fordern, dabei aber unberücksichtigt zu lassen, dass das, was man hat oder auch hatte, von unglaublichen Wert ist. Nach dem Verlust eines geliebten Menschen kann Gratitude das Bewusstsein schüren, dass wir von jenem Menschen, der diese Welt verließ, auf unzähligen unterschiedlichen Ebenen reichlich beschenkt wurden. Wäre dieser Mensch nicht in unser Leben getreten, gäbe es die Biografie des Miteinanders nicht. Mit Menschen, die wir lieben, Zeit verbringen zu können, ist etwas Kostbares. Auch wenn die Beziehung mit dem Menschen nur kurze Zeit lebbar war, so ist dies genauso Grund, dafür dankbar zu sein.

Gratitude bedeutet nicht, schwierige Momente wie den Verlust zu leugnen, sondern Gefühle, die während der Trauer so stark im Vordergrund stehen, zu transformieren. Dabei geht es nicht in erster Linie um die Bewältigung des Schmerzes alleine, sondern um eine veränderte Lebenshaltung. Sich an Vergangenes zu erinnern, bedeutet keineswegs Vergangenem nur nachzutrauern, sondern die guten Aspekte als Highlight anzuerkennen sowie von diesem Gefühlserleben zu profitieren. Emotionen an sich sind keinem Zeitfaktor unterstellt, daher ist es möglich, Emotionen der Vergangenheit in das Jetzt zu transportieren und die Gefühlsqualität eines Moments neu zu erleben.

Trauer ist in Bezug auf unsere Gefühlsebene deshalb so belastend, weil sich in diesem Zustand, mehrere negative Gefühle aneinanderreihen. Den Zustand der Trauer kann man erst dann verlassen, wenn wieder positive Gefühle in den Vordergrund rücken dürfen. Es verwundert deshalb nicht, dass das Gratitude-Erleben speziell am Gebiet der Positiven Psychologie untersucht wurde. Unter anderem bestätigt Martin Seligman, Begründer der Positiven Psychologie, dass die ausreichende Würdigung schöner Momente beträchtlich zu Balance und Zufriedenheit beiträgt. Wesentlich deutlicher jedoch zeigt dies eine andere Studie.

Sie belegt, dass Gratitude das Glücksgefühl um 25% erhöht.[15]

Meine eigene Erfahrung mit Trauernden zeigt, dass es mit dieser einfachen, sehr alten Praxis möglich ist, den schmerzhaften Zustand der Traurigkeit anfänglich vorübergehend und im Lauf der Zeit dauerhaft verlassen.

Um Gratitude zu praktizieren, können Sie beispielsweise auch ein tägliches *Gratitude-Journal* führen, in dem Sie jene Erlebnisse niederschreiben, wofür Sie an dem entsprechenden Tag Dankbarkeit empfinden. Hatten Sie vielleicht einen schönen Traum von Ihrem Verstorbenen? Oder haben Sie seine Nähe besonders gut wahrgenommen? Welche kleinen Freuden konnten Ihren Tag verschönern? Brachte Sie ein Freund zum Lächeln oder berührte Sie eine aufmerksame und liebevolle Geste ihrer Mitmenschen?

---

15 Emmons, Robert, u. McCullough, Michael E.: Counting Blessings Versus Burdens: An Experimental Investigation of Gratitude and Subjective Well-Being in Daily Life, In: *Journal of Personality and Social Psychology*, Vol.84, No 2, 377-389, 2003.

HEILENDE TRAUERARBEIT: DIE BEZIEHUNG PFLEGEN UND TRANSFORMIEREN

Eine lebendige Beziehung gestaltet sich nicht ausschließlich durch Erinnerungsmomente und gemeinsam Erlebtes in der Vergangenheit. Eine lebendige Beziehung soll sich weiterentwickeln können und mit ihr beide Beteiligten. Natürlich kann eine Beziehung zum Verstorbenen nur dann gepflegt werden, wenn man davon ausgeht, dass er in einer anderen, für uns nicht sichtbaren Welt weiterlebt.

Der Psychologe George Bonanno schreibt, viele Menschen, die einen Verlust erleben, erfahren eine starke, wahrnehmbare Verbindung mit dem geliebten Verstorbenen, vergleichbar mit einem dauerhaften Band, als wäre die Person noch am Leben und kommuniziere aus einer andere Realität (Bonanno 2009). Der Autor fügt eine wichtige Bemerkung hinzu. Er äußert, dass der dabei empfundene Trost und das Staunen über die gemachte Erfahrung allerdings durch westliche kulturelle

Normen über wissenschaftliche Objektivität viele verunsichere und verwirre. Eine derartige Verwirrung sei in anderen Kulturen, in denen eine fortgesetzte Beziehung zu den Verstorbenen üblich ist, undenkbar.

In einigen Teilen Afrikas und Mexikos beispielsweise, nehmen Menschen an jahrhundertealten Riten teil. Diese Riten erlauben dem Verstorbenen zurückzukehren und sich unter den Lebenden aufzuhalten. In chinesischen und anderen asiatischen Kulturen basieren Zeremonien auf Ritualkommunikation mit den Verstorbenen. Nach Jahrtausenden werden diese Riten immer noch praktiziert trotz wirtschaftlicher und kultureller Globalisierung.

Beispielsweise gibt es in Mexiko einen Brauch, der bis in die Zeit der Azteken zurückreicht, eine mesoamerikanische Kultur, die zwischen dem 14. und frühen 16. Jahrhundert existierte. Genannt wird dieser Brauch *El Diá des los Muertes.* Im Zuge dieses Brauches werden die Verstorbenen einmal im Jahr eingeladen, die Lebenden zu besuchen. Es wird ein Festmahl zubereitet, aber es wird auch offen und ganz selbstverständlich mit den Verstorbenen gesprochen, ihnen Fragen gestellt, es wird ihnen aber auch von Ereignissen der

Lebenden erzählt. Bezeichnend dabei ist ein völlig natürlicher Umgang mit den Verstorbenen, obwohl diese unsichtbar sind und obwohl sicherlich viele Fragen, die seitens der Lebenden gestellt werden, unbeantwortet bleiben. Die mexikanische Vertrautheit mit dem Tod macht sich auch bei Mexikanern bemerkbar, die in den Vereinigten Staaten leben. Viel offener als U.S.-amerikanische Staatsbürger gehen sie mit dem Tod, aber auch mit den toten Körpern der Verstorbenen um. Sie küssen den Verstorbenen, berühren ihn, schauen ihn an und befinden sich auch länger an den Gräbern.

In Westafrika feiern die Dahomey im Zuge der Begräbnisse das Leben der Verstorbenen. Ein humorvoller Aspekt ist den Begräbnissen eigen, sicherlich auch, um den Schmerz der Trauer zu bewältigen. In Afrika betrifft der Tod nie den Einzelnen, sondern immer die gesamte Gemeinschaft und das Kollektiv. Für diesen Zusammenhang gibt es ein Sprichwort: "*Qwu antweri obaako mforo*", das grob übersetzt bedeutet: "Die Leiter des Todes wird nicht nur von einer Person bestiegen." Der Tod eines Menschen schweißt die Gemeinschaftsmitglieder enger zusammen und schafft Solidarität. Im Allgemeinen wird in Afrika die Beziehung zu den Verstorbenen durch Gespräche mit ihnen gepflegt und es überrascht nicht, dass AfrikAmerikaner mehr als die meisten anderen Amerikaner eine fortgesetzte, bestehende Verbindung zu ihren Verstorbenen beschreiben.[16]

Bei den Hopi-Indianern im nordöstlichen Arizona, wird die Aufrechterhaltung der Beziehung mit den Verstorbenen als Verantwortung des gesamten Clans gesehen, dem der Verstorbene angehörte. Eine weiterführende Beziehung mit Verstorbenen hängt auch mit dem Respekt ihnen gegenüber zusammen. Nur weil der Verstorbene keinen Körper mehr hat, lebt er für die Hopi-Indianer trotzdem weiter.

So wurde auch ein Gruppenritual in Taiwan, das der direkten Kommunikation mit den Verstorbenen diente, von der Anthropologin Emily Ahern geschildert.[17] Das Ritual wurde von dem Schamanen, bezeichnet als *tang-ki*, auf seinem Weg durch das Dorf angekündigt und zwar als Reise zu den Verstorbenen. Eine Gruppe von Menschen kam zum vereinbarten Ort zusammen und jene vier Personen, die einen Kontakt zu einem ihrer Ver-

---

16 Laurie, A. und Neimeyer, R.A.: “African Americans in Bereavement: Grief as a Function of Ethnicity”, In: *Omega 57*, No. 2, S. 173-193, 2008.

17 Ahern, Emily: The Cult of the Dead in a Chinese Village, S. 220-244, University Press: Standford, 1973.

storbenen aufnehmen wollten, wurden sowohl von dem Schamanen als auch von seinem Assistenten, bezeichnet als *OngBieng-tiek*, dabei unterstützt, in einen Zustand der Trance zu gelangen. Wie in anderen Kulturen üblich, dient Rauch sowie die rhythmische Klangerzeugung durch ein Instrument dazu, diesen Zustand herbeizuführen. Einem dieser vier Teilnehmer gelang es, einen Trancezustand zu erreichen und er begann seine Reise, die über mehrere Stunden andauerte. Der Schamane begleitete den Teilnehmer, indem er ihn zu dem Erlebten und Gesehenen befragte. Auf dieser Reise traf der Kontaktsuchende seinen verstorbenen Bruder. Reisen dieser Art dienen immer dazu, sich nach dem Verstorbenen und seinem Befinden zu erkundigen.

Kulturübergreifend ist also der Wunsch da, zu erfahren, wo sich der Verstorbene aufhält. Der Psychologe, Roland Kachler, schildert seine Gedanken, die ihm nach dem Tod seiner Kollegin bewusst wurden.

"Aus fernster Tiefe, aus den sogenannten archetypischen Schichten der Seele stieg das Urbild eines Weiterlebens der Toten in mir auf und drängte alle rationalen Überlegungen beiseite. Zugleich überflutete mich eine Welle des Trostes. Wenn das so ist, wie ich es spontan erlebte, dann ist doch alles gut, dann ist mein Sohn nicht verloren.“[18]

Ich möchte Sie ermuntern, Ihre ganz persönliche innige Beziehung zum Verstorbenen zu pflegen. Für viele Menschen ist beispielsweise das Grab ein Platz von herausragender Bedeutung – jener Ort, wo sie den lieben Verstorbenen besuchen können, sich ihm nahe fühlen und der Zusammengehörigkeit vermittelt. Möglicherweise ist es auch ein Ort, an dem sich der Verstorbene zu Lebzeiten oftmals aufhielt. Wo auch immer Sie diesen Platz finden, ob Sie das Grab pflegen, mit Lieblingsblumen des Verstorbenen verschönern oder kleine Geschenke hinterlegen als Zeichen Ihrer Liebe oder ob sie lieber in der Natur die Nähe zu Ihrem Verstorbenen erleben wollen – richten Sie Ihre Gedanken und Gefühle an den Verstorbenen und treten Sie in einen inneren Dialog!

Manche Menschen sehen die Grabstätte als Ort, an dem der Verstorbene immer wieder zurückkehrt. Aus diesem Grund schmücken sie es teilweise mit sehr persönlichen Dingen. So ist mir

---

[18] Kachler, Roland: Meine Trauer wird dich finden. Ein neuer Ansatz in der Trauerarbeit, S. 124 Kreuz-Verlag: 2009.

ein Mann bekannt, ein Künstler, dessen verstorbene Frau seine Bilder zu Lebzeiten hoch schätzte. Daher entschied er sich, nach ihrem Tod seine neuesten Kunstwerke mit ihr zu teilen, indem er sie am Grab aufstellte. Eine Frau berichtete mir neulich, sie bringe in regelmäßigen Abständen ein eingerahmtes Gedicht, von ihr selbst geschrieben, ans Grab, um ihren Mann wissen zu lassen, welche Fortschritte sie in der Poesie macht.

Nicht wenige Menschen berichten, dass Sie gerade in der Natur wunderschöne Erfahrungen erleben, die sie in unmittelbarer Verbindung mit dem Verstorbenen sehen, wenn sich ihnen beispielsweise in Gedanken an ihre Lieben plötzlich Erinnerungszeichen zeigen. Ein Mann berichtete mir, er habe häufig ausgedehnte Spaziergänge mit seiner Frau gemacht und sich dabei über Vogelarten unterhalten, weil beide eine besondere Liebe für Vögel verbunden hatte. Seine Spaziergänge setzte der Mann auch nach dem Tod seiner Frau fort und wie zu früheren Zeiten bestimmte er die Vogelarten, die ihm während des Spazierganges auffielen. Eines Tages zeigte sich ihm ein seltener Vogel, der ihm und seiner Frau in all den Jahren nie untergekam. Es handelte sich um eine Vogelart, die seine Frau auf einem der gemeinsamen Urlaube fotografierte. Als sich ein Vogel genau dieser Art fast demonstrativ dem Mann zeigte, überkam den Trauernden eine Woge des Trostes, denn er war sich sicher, dies sei ein Erinnerungszeichen seiner verstorbenen Frau. Diese Momente sind es, die dem Trauernden unbeschreiblichen Trost spenden können... Erinnerungszeichen können gemeinsam Erlebtes betreffen oder aber sich auf Interessen des Hinterbliebenen oder Verstorbenen beziehen.

Die Mehrheit der Menschen, die sich an mich wendet, ist der Auffassung, dass ihre geliebten Verstorbenen auf irgendeine Weise weiterexistieren. Die Vorstellungen mögen unterschiedliche sein, doch aber fällt auf, dass speziell Menschen, die sicher sind, dass ihre Verstorbenen an ihrem Leben teilnehmen, häufiger von Erinnerungszeichen berichten als solche, die mit dem Tod auch versuchen, gemeinsam Erlebtes auszublenden, um sich vor schmerzhafter Erinnerung zu schützen.

Lassen Sie Ihre Gefühle zu und vergießen Sie Tränen, wenn Sie Schmerz empfinden! Gewähren Sie sich aber auch Momente, in denen Sie zeitweise vom Schmerz der Trauer befreit sind und vor allem, erhalten Sie sich die Hoffnung bzw. den Glauben, dass ihr geliebter Mensch durch dieses unsichtbare Band mit ihnen verbunden bleibt. Speziell während starker Trauer kann es vorkommen, dass dieses Band manchmal wie abgerissen scheint – dies hängt damit zusammen, dass die negativen Gefühle und Ihre emotionale Belastung im Vordergrund stehen, um seine Intensität wahrnehmen zu können. Ihr Schmerz überlagert die Liebe.

Seien Sie deshalb nicht irritiert, wenn Sie zeitweise das Gefühl haben, von ihrem Verstorbenen entfernt zu sein. All diese einzelnen Schritte können sich zeigen, wenn Sie Ihre Beziehung transformieren. Wenn Sie sich bewusst sind, dass dies normale Verhaltensweisen als Mensch sind, wird es Ihnen leichter fallen, die Rückschläge, in denen sich Sehnsucht und Schmerz besonders zeigen, anzunehmen.

Die Beziehung zu transformieren bedeutet auch, die bisherigen Kommunikationsformen durch neue Formen des Austauschs zu ersetzen. Je mehr Sie selbst nach innen gehen, ihre Intuition zulassen und das innere Gespräch praktizieren, desto deutlicher werden Sie die Nähe zu Ihrem Verstorbenen wahrnehmen und desto tröstlicher werden Sie diese empfinden.

DAS HERZ ÖFFNEN
OPENING THE HEART

Erfreulicherweise sind amerikanische Wissenschaftler sehr darum bemüht, den wissenschaftlichen Jargon mit Alltagsbegriffen zu versehen, die jedem verständlich sind. Wenn Wissenschaftler wie Fred Luskin oder Martin Seligman über das *offene Herz* sprechen, meinen sie eine bewusste Auseinandersetzung mit dem Leben. Wohl kein anderes Ereignis als der Tod veranlasst den Menschen, sich intensiver und bewusster mit dem Leben auseinanderzusetzen.

Sein Herz zu öffnen, meint somit die Fähigkeit, mit Aufmerksamkeit, Bewusstheit und Offenheit sein Leben zu gestalten. Wenn Menschen ihr Herz verschließen – das gilt vor allem für den Zustand der Trauer – dann tritt das Gegenteilige vom ursprünglich Erhofften ein, nämlich durch den Versuch des Vergessens, Verdrängens und Unterdrückens auch auf den Schmerz zu vergessen. Je mehr sich das Herz verschließt, umso mehr nehmen Einsamkeit, Resignation und Traurigkeit zu, denn, indem man das Herz, aber auch seinen Geist unter

Verschluss hält, bleiben all die schönen und wunderbaren Dinge im Leben aus. Wie im Kapitel zuvor beschrieben, berichten mir Menschen, die mit Aufgeschlossenheit nach dem Tod eines geliebten Menschen durch das Leben gehen, wesentlich häufiger von Erinnerungszeichen und von der tröstlichen Nähe zum Verstorbenen als solche, die sich dem eigenen Leben und den vielen Möglichkeiten, von denen unsere Welt auch bestimmt ist, verschließen.

Sein Herz zu öffnen bedeutet daher auch, einen Raum zu öffnen für neue Erfahrungen sowie mit Offenheit dem Schöpferischen und manchmal Unerklärlichem zu begegnen. Wenn Sie die Verbindung zu Ihrem Verstorbenen pflegen möchten, zögern Sie bitte nicht, diesen Schritt zu wagen! Begeben Sie sich zuversichtlich auf die Suche nach neuen Erlebensformen, die für diese neue Form der Verbindung auch eine Vorraussetzung sind. Reservieren Sie sich beispielsweise eine bestimmte Tageszeit, die Sie Ihrem Verstorbenen widmen! Sie können zum Beispiel eine Abend-Meditation oder eine Imagination am Morgen machen oder aber in die Stille gehen für einen inneren Dialog.

WO BIST DU?
IM DIALOG MIT DEM VERSTORBENEN

Lange Zeit wurden bestimmte Fragen in der psychologischen Trauerforschung ignoriert. Es sind dies Fragen an den Hinterbliebenen wie etwa "Sprechen Sie mit dem Verstorbenen?" oder "Spüren Sie seine Anwesenheit?" Dass solche Fragen ignoriert wurden, hing ganz einfach damit zusammen, dass man in konventioneller Trauerforschung davon ausging, das emotionale Band zwischen dem Hinterblieben und Verstorbenen müsse nach dem Verlust unterbrochen werden. Eine Aufrechterhaltung wäre als pathologisch und ungesund beurteilt worden.

Glücklicherweise dominiert bei vielen Forschern mittlerweile die Annahme, dass die Aufrechterhaltung des Bandes zum Verstorbenen etwas Positives und Gesundes darstellt. George Bonanno beispielsweise, der in seinen eigenen Untersuchungen die oben angeführten Fragen einbezog, berichtet, dass Menschen tiefgehende Erfahrungen machten, weil sie die Anwesenheit des geliebten Verstorbenen wahrnehmen konnten.[19]

Eine andere Studie nämlich "The Course of Normal Grief"[20] verweist auf die klare Mehrheit der befragten Menschen, die fühlten, dass ihre lieben Verstorbenen in irgendeiner Weise bei ihnen sind oder "auf sie Acht geben." Ein Drittel der Menschen, die an dieser Studie teilnahmen, äußerte, regelmäßig mit den Verstorbenen zu sprechen. Menschen berichteten ebenfalls, dass sie ein Gespräch mit dem Verstorben über sein Foto führen.

Besonders interessant ist die Beschreibung der Gespräche des Psychologieprofessors mit seinem verstorbenen Vater, aber auch Schilderungen, wie Menschen mit ihren Verstorbenen kommunizieren und diese manchmal sogar als Gestalt wahrnehmen. In erster Linie suchen Lebende mit ihren Verstorbenen das Gespräch, weil die Gesprächsführung auch zur Zeit des Miteinanders die wichtigste Form der Kommunikation darstellte. Je nach Tiefe der Erfahrungen, die Menschen im Zuge solcher Gespräche machen, ist es möglich, dass sich

---

19 Bonanno, George A., 2009.

20 Shuchter, S.R. und Zisook S.: The Course of Normal Grief, In: *Handbook of Bereavement: Theory, Research, and Intervention*, S. 23-43, hrsg. v. Stroebe, M.S. und Hansson, R.O., University Press: Cambridge, 1993.

das Gefühl der Trauer drastisch reduziert aufgrund der Erkenntnis, dass eine Verbindung trotz physischen Todes möglich ist.

Hinterbliebenen ist es wichtig, auch den Rat der Verstorbenen einzuholen oder eine Entscheidungshilfe in wichtigen Lebenssituationen zu erhalten. Menschen suchen diese Gespräche für gewöhnlich in privater Atmosphäre, oftmals an Orten, wo der Verstorbene als Mensch tätig war, arbeitete oder seinen Interessen nachging. Vor allem aber finden diese Gespräche meist in einem entspannten Zustand oder einer Meditation statt. Im anthropologischen Sinne ist dies nicht nur ein entspannter Zustand, sondern ein Zustand leichter Trance.

Dies zeigt auf sehr schöne Weise auf, dass wir Menschen in der westlichen Kultur intuitiv ähnlich handeln wie Menschen in anderen Kulturen, die diese Kommunikation öffentlich zelebrieren. Gespräche mit Verstorbenen werden meist in einem veränderten Bewusstseinszustand durchgeführt und zwar in unterschiedlichen Formen der Trance. Wenn Sie das Bedürfnis haben und mit Ihrem Verstorbenen sprechen wollen, lassen Sie dieses Bedürfnis zu und erlauben Sie sich eine Kommunikation zwischen den Welten, auch wenn Sie die

Stimme des Verstorbenen nicht hören, sondern nur intuitiv eine Antwort ersinnen. Um in den Zustand leichter Trance zu kommen, die eine Kommunikation erleichtert, können Sie Übungen machen, die Ihre Empfangsbereitschaft verbessern. In unserer alltäglichen Wirklichkeit sind wir zu sehr von den umgebenden Geräuschen und Eindrücken abgelenkt, weshalb es wichtig ist, sich dafür Zeit zu nehmen und in die Stille zu gehen.

Der Zustand der Trance ist entgegen Volksmeinung kein Entspannungszustand, sondern ein Zustand erhöhter Aufmerksamkeit. Das bedeutet, dass Sie Ihre Wahrnehmung von der äußeren Welt auf die innere Welt lenken, sich dabei aber darauf konzentrieren, welche Gedanken oder Bilder zu Ihnen gelangen. Sie können in diesem Zuge auch eine Imagination beginnen, indem sie sich vorstellen, an einem schönen, behaglichen Ort zu sein. Laden Sie Ihren Verstorbenen ein, sich Ihrer Reise anzuschließen bzw. stellen Sie sich zunächst in einer Bildsequenz vor, wie Ihr geliebter Verstorbener von der anderen Seite auf Sie zukommt. Geben Sie dieser Situation Raum zur Entfaltung und erleben Sie einfach, wie sich diese Reise in die andere Wirklichkeit gestaltet! Wenn sich das Bild vor Ihrem geistigen Auge verstärkt, beginnen Sie zu beobachten: Wie sehen Sie den Verstorbenen? Können Sie irgendwelche Gesten erkennen, vielleicht ein Lächeln oder möglicherweise vernehmen Sie sogar einen spontanen Gedanken, den Sie empfangen? Reisen solcher Art erfordern Übung in Bezug auf Ihre Wahrnehmung. Wenn Sie solche Reisen öfters machen, gewinnen Sie Sicherheit und gewöhnen sich zügig an diese nicht alltägliche Wahrnehmung.

Ganz gleich, ob Sie Ihren Verstorbenen zu einem Besuch oder einem Gespräch einladen oder ihn bitten, bei Ihnen zu sein, wenn Sie sich in einer schwierigen Situation befinden – indem Sie Ihre Wahrnehmung etwas schulen und sich dafür sensibilisieren, werden Sie feststellen, dass Sie gerade in diesen Situationen Ihrem Verstorbenen besonders nahe sein können.

Wenn Sie Ihren eigenen Weg und Ihre Reise als Mensch mit Aufmerksamkeit fortsetzen, werden Sie im Laufe der Zeit erkennen, warum Sie noch hier sind und welche Aufgaben noch auf Sie warten. Ihr Dasein hat einen bestimmten Sinn, wie auch das Dasein Ihres Verstorbenen einen Sinn hatte. Mit dem Moment, wenn Sie Ihre eigenen Absichten und Ziele erfühlen, wird es Ihnen leichter fallen, diesen Weg weiterzugehen. Sie können an jeder Station Ihres Weges Bericht erstatten und Ihrem Verstorbenen von Ihren Erfahrungen, Erlebnissen, Hochs und Tiefs berichten und auf diese Weise Ihre Beziehung weiterführen.

LIEBE ÜBERBRÜCKT WELTEN, ANSTATT SIE ZU TRENNEN

Viele Menschen, die eine nahestehende Person verloren haben, verbindet eine Gemeinsamkeit. Es ist dies die Angst, den Verstorbenen zu vergessen, wenn die Trauer nachlässt. Im Zustand der Trauer, unabhängig davon, wie lange sie andauert, ist der Verstorbene regelmäßig in den Gedanken des Hinterbliebenen präsent. Die Trauer an sich ist eine Form der Erinnerung an den Verstorbenen.

Unbewusst scheint der Mensch zu erkennen, dass Trauer das gemeinsame Band stärkt und es aufrecht hält. Was geschieht aber, wenn die Trauer allmählich nachlässt? Wird dadurch auch das Band, das den Menschen mit dem Verstorbenen verbindet, schwächer? Kann es unter Umständen sein, dass es sogar völlig verschwindet? Können Erinnerungen dramatisch verblassen? In einer Langzeitstudie[21] über Trauerreaktionen, die über

---

[21] Carnelley, K.B: "The Time Course of Grief Reactions to Spousal Loss: Evidence from a National Probability Sample, In: *Journal of Personality and Social Psychology 91*, S. 476-492, 2006.

einen Zeitraum von 35 Jahren durchgeführt wurde, geht es unter anderem genau um diese Fragestellung. Die Untersuchung zeigt, dass sich Menschen in den ersten Jahren nach dem Verlust in regelmäßigen Abständen an den Verstorbenen erinnern. Auch Jahre nach dem Tod erinnert man sich noch wöchentlich. Während dieser Jahre ist das Erinnern meist ein Gedankenvolles und Detailreiches. Nach einem Zeitraum von 15 Jahren bringen Menschen in beträchtlich geringerem Umfang Erinnerungen zurück ins Gedächtnis, doch sie bleiben nicht aus.

Selbst nach 40 Jahren wird, wie die Untersuchung an Fallbeispielen aufzeigt, der Verstorbene erinnert. Wie diese Beispiele zeigen auch meine persönlichen Erfahrungen mit Menschen, deren Verluste jahrzehntelang zurückliegen, dass sich naturgemäß die Reaktionen des Menschen in Bezug auf den Tod eines geliebten Menschen verändern. Es mögen zwar Erinnerungen nicht mehr so intensiv kultiviert werden, wie in den ersten Jahren nach dem Verlust, dafür ist allerdings bei vielen Menschen nach Jahrzehnten die Gewissheit gewachsen, dass der Verstorbene sie begleitet, präsent ist bzw. über sie wacht. Das bedeutet, dass das Band zwischen Hinterbliebenen und Verstorbenen nach vielen Jahren der körperlichen Trennung sogar spürbar zunehmen kann.

Ein verstärktes Band kann somit durchaus Erinnerungen ersetzen, gleichzeitig bringt es sogar ein Mehr an Nähe und Verbundenheit zum Verstorbenen. Dies beweist wunderschön, dass wir unsere Beziehung zum geliebten Menschen, der uns in der Vergangenheit begleitete, der Gegenwart anpassen möchten, anstatt ihn ausschließlich im Kontext eines gemeinsamen Miteinanders der Vergangenheit zu sehen. Wir alle befinden uns in ständiger persönlicher Entwicklung, aus diesem Grund ist es auch plausibel, dass wir uns mit dem Verstorbenen weiterentwickeln wollen, anstatt selbst in unserer Welt weiterzugehen, ihn oder sie aber zurückzulassen.

Die Angst, dass man den Verstorbenen vergisst, ist daher unbegründet. Hinzu kommt, dass Jahrestage ihriges dazu beitragen, um den Verstorbenen zu erinnern. Auch in Bezug auf Anniversarien findet eine Transformation statt, denn ab einem gewissen Punkt, ist es nicht mehr zwangsläufig notwendig, seine Erinnerungen an Jahrestagen besonders zu kultivieren, denn das Leben brachte in der Zwischenzeit neue Erfahrungen – damit sind auch Erlebnisse gemeint, die den Hinterbliebenen nach dem Verlust betreffen, wie beispielsweise Nähe-Erfahrungen, Erinnerungszeichen, luzide Träume oder Gespräche mit dem Verstorbenen.

So berichten Menschen häufig von schönen, berührenden und sehr intensiven Erfahrungen, in denen sie beispielsweise den Verstorbenen sehen konnten, seine Anwesenheit in besonderem Maße spürten oder aber, dass sie einen (luziden) Traum erlebten, in dem es zu einem völlig real wirkenden Wiedersehen mit dem Verstorbenen gekommen war. All diese Erfahrungen sind ebenfalls gemeinsame Erfahrungen und sie sind, wenn auch völlig unterschiedlich, jünger und aktueller als gemeinsam erlebte Momente vor dem Tod.

Teil Drei

DER TOD BEENDET DIE BEZIEHUNGEN NICHT!

Das im Jahr 1971 von Elisabeth Kübler Ross erschiene Buch *Interview mit Sterbenden* lieferte einen wertvollen Grundstein zur Enttabuisierung des Todes. Das erstaunliche Engagement der Ärztin, den Tod zum gesellschaftlichen Thema zu machen, führte in den darauffolgenden Jahrzehnten zu einer Vielzahl von Publikationen zum Thema "Sterben und Tod." Eigentlich, so möchte man meinen, müsste sich unser Verständnis verändert haben. Dass das Thema "Sterben und Tod" nach wie vor tabuisiert wird, zeigt sich einerseits in einem noch immer recht hilflosen Umgang mit Sterbenden, andererseits aber auch im Verhalten Menschen gegenüber, die sich in der Situation des Trauernden befinden. So wie die Auseinandersetzung mit dem Tod in unserer Kultur durch mangelnde Gespräche vermieden wird, so setzt sich eine Vermeidungsstrategie auch aufgrund sozialer Normen fort. So rasch wie nur möglich wird dem Trauernden die Wiederaufnahme seiner beruflichen Tätigkeit, seine Erholung und die Rückkehr zur Normalität abverlangt. Die Art und Weise, wie zügig und schnell der Tod oft abgehandelt wird, bringt leider auch den traurigen Umstand mit sich, dass dem Menschen, der um einen geliebte Person trauert, nicht ausreichend Raum zur Heilung eingeräumt wird. Speziell in solchen Situationen wird ersichtlich, wie reibungslos wir funktionieren müssen, um der sozialen Norm zu entsprechen. Die Aussage einer Frau, die ihr Kind verlor, ist mir nach wie vor in Erinnerung und unterstreicht diese Situation besonders gut: “Ich bin immer froh, wenn jemand den Tod meines Sohnes so direkt anspricht, weil fast alle nur wegschauen und mich behandeln, als wäre der Tod eines Kindes ansteckend. Und das tut weh!“

Die meisten Menschen verbringen beschäftigt ihr Leben ohne viele Gedanken über das Leben und den Tod zu verlieren und sich existenziellen Fragen zu widmen, wie etwa “Woher kommen wir?“ oder “Wo stehen wir im großen Schema des Universums?“

Warum aber tabuisieren wir den Tod in unserer Kultur? Ulrich Eibach erklärt: Im Gegensatz zu anderen Tabus, wie beispielsweise dem der Sexualität, ist der Tod nicht mit einem biologischen-anthropologischen Bedürfnis nach "Lust" verbunden, sondern ruft genau das Gegenteil hervor, nämlich Ängste und Ohnmachtsgefühle.[22] Das Sterben ist mit einem lebenszerstörerischen und existenzerschütternden Geschehen assoziiert, es flößt Furcht ein, denn es bedeutet Alleingang und Trennung: Alles im Leben Aufgebaute, Geschaffene, Gelernte und Geliebte entschwindet. So wird der Tod mehrheitlich in der westlichen Welt verstanden. Der Tod zeigt auf, dass Kontrolle, Sicherheit und Planbarkeit keinen Bestand haben – er kümmert sich weder um Status noch Besitz.[23]

Da in unserer Kultur die Beziehung zu den Menschen mit dem Tod endet, erklärt sich auch, warum wir den Tod als etwas so Zerstörerisches empfinden. Zum Zeitpunkt des Todes, verlässt der Sterbende die materielle Welt – sein Fortwirken in einer anderen Existenz ist von einer metaphysi-

---

22 Eibach, Ulrich: Sterbehilfe. Tötung aus Mitleid?, S. 97, Brockhaus: Haan, 1998.

23 Bucher, Beatrice: Sterben, Tod und Trauer in einer fortgeschrittenen Gesellschaft, S. 13. Grin Verlag, 2007.

schen Dimension geprägt, die in ethnischen Kulturen und Religionen wesentlich stärker in das gemeinschaftliche Leben hineinreicht. Tod und Sterben werden nicht tabuisiert, sondern nehmen als zentrale Elemente im gesellschaftlichen Leben ihren Platz ein. Daher können Hinterbliebene die mit dem Verlust verbundenen Gefühle zum Ausdruck bringen und sie öffentlich ritualisieren. Der körperliche Tod bringt selbstverständlich auch Trauer in anderen Kulturen mit sich. Was sich jedoch im Wesentlichen unterscheidet, ist: Wir trauern nicht nur, weil wir jemanden aus dieser Welt entlassen müssen, wir bangen auch darum, ob dem Menschen, den wir lieben, überhaupt eine andere, neue Existenz erwartet. Diese Ungewissheit quält uns, denn wir sind nicht mit dem Selbstverständnis vertraut, dass uns alle eine Existenz nach dem Tod erwartet.

Die Mehrheit anderer Gesellschaften ist von einer Transformation des Menschen überzeugt. Diesseits und Jenseits werden als zwei unterschiedliche Welten ausbalanciert, die Verstorbenen jedoch in das kulturelle Geschehen einbezogen. So war es in der Maya-Kultur beispielsweise üblich, dass Verstorbene ebenfalls zum Festmahl der Menschen eingeladen wurden. Die Auseinandersetzung des Menschen mit dem Tod ist ein soziales, von der jeweiligen Gesellschaft abhängiges Phänomen. Sterbe-, Toten- und Trauerriten sind daher so facettenreich wie die unterschiedlichen Kulturen und religiösen Traditionen selbst.

TRANSFORMATION. EIN NEUER BEGINN - EIN NEUES VERSTÄNDNIS

In ethnischen Kulturen stellt der Tod keine Trennung, sondern eine Transformation dar. Transformation bedeutet im wörtlichen Sinne eine Umformung von Gestalt, Form oder Struktur. Eine Umformung bezieht sich allerdings nicht nur auf den rein körperlich-materiellen Aspekt, sondern gleichermaßen auf alle geistigen Aspekte. So kann auch jede Veränderung von Glaubensmustern als Transformation verstanden werden.

Transformationen sind auch aus der Tier- und Pflanzenwelt bekannt. Das mitunter schönste Beispiel ist die Metamorphose der Raupe zum Schmetterling, die den Übergang zu einer neuen Lebensform sichtbar macht. Mit dem Augenblick, wenn sich die Raupe in den Kokon einspinnt, beginnt ein Zerfall ihrer Struktur. Organe lösen sich auf und führen zum körperlichen Verfall des Tieres. Gleichzeitig jedoch entstehen Knospenzellen, die eine neue Ordnung hervorbringen und zu einer neuen Struktur führen. Immer mehr neue Zellen lagern sich in der Knospe an, die sich zu neuen

Strukturen verbinden und Organellen bilden, aus denen neue Organe entstehen. Die neue Ordnung, die zum Leben des Schmetterlings führt, setzt sich durch, organisiert sich selbstständig und agiert vernetzend – eine neue Lebensform entsteht. Im eigentlichen Sinne löst sich die vormalige Raupe nicht auf, sondern sie transformiert sich. Das Lebewesen, das sich als Raupe nur kriechend fortbewegte, veränderte sich zu einem Wesen, das sich fliegend über Hunderte von Kilometern über der Erdoberfläche bewegen kann.

Die Natur beweist, dass nichts einfach vergeht ohne eine neue Entwicklung hervorzubringen. Im nicht-westlichen Kulturkreis führt dieses Naturgesetz zur Auffassung, dass zwar der Körper des Menschen sterben kann, seine Seele allerdings nicht. Aus diesem Grund werden Beziehungen zu den Toten gepflegt und Kontakte in Zeremonien aufrecht erhalten.

Rituale dieser Art erfüllen eine wichtige Funktion in sozialer Hinsicht und bedeuten neben der Bewältigung von Trauer auch die Entschärfung von Spannungsmomenten, die der Tod zwangsläufig mit sich bringt. Sowohl Trauernde als auch Verstorbene werden in die Gemeinschaft wieder eingegliedert.

Die Auffassung zum Tod variiert freilich in verschiedenen Kulturen und ist nicht nur von kulturspezifischen Weltbildern abhängig, sondern auch von Denkweisen, die sie prägen. Das westliche Denken, das auf objektiven Kausalzusammenhängen basiert, steht einem mystischen Denken vieler außereuropäischer Kulturen gegenüber.

Wie der Anthropologe Edward Evans-Pritchard bemerkt, schließen sich beide Denkweisen grundsätzlich nicht aus, sondern basieren primär auf unterschiedlichen logischen Prämissen. Viele dieser Prämissen erscheinen dem westlichen Denken absurd und sind nicht vereinbar mit der aristotelischen Logik, an die sich unsere Auffassung von Welt orientiert. Es wäre daher nichts falscher, als dem mystischen Denken Irrationalität zu unterstellen, auch das mystische Denken ist auf Rationalem aufgebaut, das im Rahmen seines eigenen Erfahrungsbegriffes wirkt. Edward Evans-Pritchard beschreibt auf großartige Weise, wie beide Erklärungsarten miteinander kombiniert werden können. Als Beispiel dient der Tod eines Mannes, der von einem Büffel getötet wurde. Während wir, geprägt von unserer Logik, gar nicht hinterfragen, warum es zu diesem Tod in dieser Form kam oder vielmehr noch die Annahme “zur falschen Zeit am falschen Ort" vertreten würden, hinterfragen jene Menschen, die im unmittelbaren Naturbezug leben, die Einzelheiten zu solchen Ereignissen auf akribische Weise:

"Die Eingeborenen analysieren [...] die Situation sehr genau. Sie wissen sehr wohl, daß der Mann von einem Büffel getötet worden ist, meinen aber, dass er nicht getötet worden wäre, wenn er nicht behext gewesen wäre. Warum sonst hätte er getötet werden sollen; warum er und nicht ein anderer; warum von diesem und nicht einem anderen Büffel; warum gerade zu dieser Zeit und an diesem Ort? Sie fragen sich, warum zwei [...] voneinander unabhängige Ereignisketten sich kreuzten, als ein bestimmter Mann und ein bestimmter Büffel zur gleichen Zeit am gleichen Ort aufeinandertrafen. Man wird zugeben, dass hier kein Widerspruch liegt, daß im Gegenteil, die Erklärung durch Hexerei die natürliche Ursache durch das, was wir als Zufallselement bezeichnen würden, ergänzt."[24]

Beide Erklärungsarten – wissenschaftlich und mystisch – stellen zwei unterschiedliche Wirklichkeiten dar und prägen das Weltbild und die Realität ihrer Gesellschaftsmitglieder.

---

[24] Evans-Pritchard, Edward: Theorien über primitive Religionen, S. 134, Suhrkamp, 1981.

Einer der wesentlichsten Unterschiede jedoch ist die Tatsache, dass in der mystischen Auffassung der "Zufall" kein Zufall ist und dass zwischen allen Ereignissen, ob offensichtlich oder nicht, ein innerer Zusammenhang besteht. Aus diesem Grund geschieht kein Tod zufällig und aus diesem Grund gerät man auch nicht zufällig in die Situation des Hinterbliebenen. Dies soll nicht bedeuten, dass der Tod vermeidbar gewesen wäre, dies bedeutet in erster Linie, dass dem Tod ein bestimmter Sinn beigemessen wird, so traurig und schmerzhaft er auch von Menschen erfahren wird.

In der modernen Industriegesellschaft zeigt sich ein anderer Umgang mit dem Tod als in ethnischen Kulturen: Sterbende befinden sich selten im eigenen Zuhause, sondern meist im Krankenhaus und die fortgeschrittene, medizinische Betreuung bringt es mit sich, dass die Erhaltung des Lebens gleichzeitig einen Kampf gegen den Tod darstellt. Der Verlust an Riten und letzte Überreste von sinnentleerten Ritualen führen bedauerlicherweise zu einer Abwehrhaltung dem Thema Tod gegenüber. Eine Distanz zum Tod und zu den Toten ist die Folge.

Um diese Distanz zu unterstreichen, werden Welten streng separiert, wie Birgit Heller beschreibt:

"Da für viele Menschen im modernen Westen christlicher Prägung unklar geworden ist, wo die Toten hingehen, verliert auch der konkrete Ort des Gedächtnisses, der stets mit einer bestimmten Erinnerungskultur verbunden war, seine Bedeutung."[25]

Dies führt in weiterer Folge dazu, dass ein Weiterleben nach dem Tod, und eine jenseitige Welt in Abrede gestellt werden. Ein Nachweis, dass es ein Jenseits für Verstorbene gibt, müsste sich auf das wissenschaftlich Beweisbare stützen, denn darauf fußt das westliche Denken. Es bestimmt im Wesentlichen unsere Auffassung von Realität und darüber, was richtig und falsch, wirklich und unwirklich ist. Hinzu kommt das Problem der Beweisführung, denn metaphysische Dimensionen können nicht mit physischen Messinstrumenten und Methoden erfasst werden. Die Chancen sind also gering, rationale Denker von "irrationalen" Existenzen zu überzeugen. Die Verstorbenen

---

[25] Heller, Birgit und Winter, Franz: Tod und Ritual. Interkulturelle Perspektiven zwischen Tradition und Moderne, Lit-Verlag, 2007.

werden noch unsichtbarer als sie es ohnehin schon sind.

In früheren Zeiten war nicht nur das Durchschnittsalter der Menschen viel niedriger, auch Krankheiten, Seuchen und Kriege hatten zur Folge, dass der Tod jeden treffen konnte. Der Tod forderte seine Aufmerksamkeit. Der Umgang mit dem Tod in der westlichen Welt veränderte sich auch maßgeblich mit den Weltkriegen des 20. Jahrhunderts. Nach David Cannadine führten sie dazu, dass mit der großen Anzahl von Toten traditionelle Trauer- und Totenrituale versagten und aufgegeben wurden.[26]

Die Weltkriege brachten vielmehr unterschiedliche Formen der Trauer hervor: Ab sofort stand eine kollektive Trauer der privaten Trauer gegenüber. Den Kriegsopfern gedachte man mit Denkmälern und Denkstätten, mit der Trauer des Einzelnen musste jeder individuell umgehen lernen. Riten, die bei der Bewältigung der Trauer bislang Unterstützung boten, gab es nicht mehr. Tod und Trauer wurden, so gut es ging, verdrängt.

---

[26] Cannadine, David: War and Death, Grief and Mourning in Modern Britain, In: *Mirrors of Mortality. Studies in the Social History in Death*, hrsg. von Whaley, J. , London, 1981.

Die Sinngebung des Todes und eine kommunikative Bewältigung ist in unserer Kultur abhanden gekommen. Dem Tod einen Sinn zu geben, vermag zwar nicht die Dramatik der individuellen Sterblichkeit zu reduzieren, wohl aber den kommunikativen Umgang mit dem Tod zu fördern.

Zu früherer Zeit, als Verstorbene in privaten Räumen aufgebahrt wurden, war Sterben immer ein begleitendes Sterben und ein zu erwartender Tod ein besser begreifbarer Tod. Sterbebegleitung wird heute von medizinischen Professionellen erwartet, obgleich ihre eigentliche Aufgabe nicht darin besteht, den Sterbenden zu begleiten, sondern ein Sterben zu verhindern. Nicht nur die Todeserfahrung wird privatisiert, sondern auch die Trauer, d.h. sie findet abgeschieden und hinter verschlossenen Türen statt. Der Tod ist in gewisser Weise selbst einen Tod gestorben, denn er wurde im öffentlichen Bewusstsein abgeschafft, wodurch auch eine öffentliche Solidarität mit den Toten undenkbar geworden ist.

Im Umgang mit dem Tod sind im Laufe der Zeit soziale und kulturelle Defizite entstanden. In unserer modernen Gesellschaft zeigen sich daher kontrastreiche Phänomene: Anonyme Bestattungen, die Verleugnung des Todes und ein medizinisch-technischer Unsterblichkeitswahn stehen einem neuen spiriuellen Interesse, das die Auseinandersetzung mit dem Tod wieder verstärkt, gegenüber.

Eine neue Trauerkultur, ein gesünderes Verhältnis zum Tod sind noch immer erstrebenswerte Ziele, denkt man nur daran, wie viel Überwindung es Menschen kostet, Trauernden zum Tod eines Familienmitgliedes oder Freundes zu kondolieren. Stilgerechte, feste Floskeln verhindern oft, dass Gespräche zum Tod auch nur ansatzweise entstehen können. Menschen wechseln sogar die Straßenseite, wenn sie auf Hinterbliebene stoßen, denn ein Aufeinandertreffen hieße über den Tod und die Gefühle des Trauernden sprechen zu müssen.

Wenn Sie zu den Trauernden zählen, die von aufgeschlossenen, mitfühlenden Menschen im nahen Umfeld umgeben sind und die Gelegenheit haben, sich über Ihren Verstorbenen, Ihre Gedanken und Vorstellungen, aber auch Ihre Sorgen und Gefühle austauschen zu können, genießen Sie diese Momente! In diesen Augenblicken kann auch der geliebte Verstorbene im Mittelpunkt Ihres Gespräches mit anderen sein.

Wenn Sie hingegen offene Gespräche vermissen, weil sich Menschen davor scheuen, sich nicht angemessen Ihnen gegenüber zu verhalten, dann möchte ich Sie ermuntern, selbst aktiv zu werden und sich auf die Suche im Internet oder nach Selbsthilfegruppen zu machen, wo Sie die Gelegenheit haben, über Ihre persönliche Situation zu sprechen. Vielleicht finden Sie sogar eine Möglichkeit, selbst eine Gruppe ins Leben zu rufen, denen sich Menschen, die ebenfalls einen Verlust erlebten, anschließen können. Die Zahl jener Menschen, die kaum Gelegenheiten haben, über den Tod ihres geliebten Menschen sprechen zu können, ist leider viel höher, als gemeinhin angenommen.

DIE BEZIEHUNG ZU VERSTORBENEN IN ANDEREN KULTUREN

Da in ethnischen Kulturen und Religionen die Annahme üblich, der Tod stelle nicht das Ende, sondern eine Transformation des menschlichen Lebens dar, wird der Übergang von einer Seinsform zur nächsten durch so genannte *Transformationsrituale* eingeleitet. Diese Rituale erfüllen eine zweifache Funktion wie Manfred Kremser ausführt: "sie sollen einerseits den Verstorbenen eine neue Seinsform zuweisen und dadurch ihr Überleben in einer anderen als der materiellen Welt ermöglichen. Andererseits sollen sie die Hinterbliebenen dabei unterstützen, ihre personalen Beziehungen zu den Verstorbenen dahingehend zu verändern, dass dem Tod – als der Metamorphose des menschlichen Lebens – ein tiefer Sinn verliehen werden kann."[27]

Die unterschiedlichsten Trauerrituale unterstützen die Verbindung der Trauernden mit den

---

27 Kremser, Manfred: Schamanische Transformationsrituale und die Anthropologie des Todes, In: *Tod und Ritual*, S. 59-74, hrsg. v. von Heller, B. u. Winter, F., Lit-Verlag, 2007.

Verstorbenen. Beispielsweise werden durch Verzicht auf Nahrung, Isolation oder Farbsymbolik (schwarz oder weiß als Totenfarbe) Gemeinsamkeiten hergestellt. Diese Form der Identifikation mit den Verstorbenen findet sich in ethnischen Kulturen, deutlich aber auch im orthodoxen Judentum und in Hindu-Religionen. Trauerriten bieten eine wertvolle Unterstützung für Hinterbliebene, sich auf körperlicher und seelischer Ebene mit den Toten zu solidarisieren. In Korea ist die Annahme üblich, dass die Seelen der Verstorbenen nach dem Tod für drei Jahre im Diesseits bleiben. Zwischen Lebenden und Toten gestaltet sich sodann eine lebendige Wechselbeziehung. Es ist die Pflicht der Angehörigen, sich um das Wohl der Verstorbenen zu kümmern; die Verstorbenen hingegen sind verpflichtet, die Lebenden zu schützen und ihnen Glück zu bringen.[28]

Gesellschaften mit schamanischen Weltbildern zeigen, dass sich Lebende mit Toten solidarisieren und Totenfürsorge betreiben. Dafür werden Verbindungskanäle genutzt, durch die Verstorbene Unterstützung und Hilfe von Lebenden erfahren. In schamanischen Kulturen sind auch Verstorbene

---

28 Beck, Nam-Lee: Protestantismus und Ahnenverehrung in Korea, S. 20, Lit-Verlag, 2001.

nie sich selbst überlassen. Bekannt ist die Rolle des Seelenführers, auch *Psychopomp* genannt.[29] In seiner Funktion als *Psychopomp* begleitet der Schamane den Verstorbenen in seine neue Existenz, um sicher zu gehen, dass er seine endgültige Destination sicher erreicht. Verstorbene, die der Schamane begleiten muss, werden von ihm ermuntert, sich gemeinsam mit ihm auf die Reise zu machen. Genau hier liegt eine überaus wertvolle Maßnahme, die die Angst vor dem Tod beträchtlich reduzieren könnte. Wüssten wir, dass der Weg in die andere Welt (bei Bedarf) nicht alleine, sondern in Begleitung erfolgt, wäre für viele Menschen das Sterben nicht derart ungewiss und negativ assoziiert.

Auch Begräbnisrituale dienen dazu, den Verstorbenen auf seiner Reise zu begleiten, damit er sich in ein Geistwesen transformieren kann. In brahmanisch-hinduistischen Totenritualen stehen Reinigungsprozesse und die Beseitigung von Sterblichkeit im Mittelpunkt. Dabei erhält der Verstorbene aufgrund der mit dem Tod verbundenen Transformation einen neuen Körper. Der Totenritus bedeutet für Brahmanen also nicht das Ende

[29] Eliade, Mircea: Schamanismus und archaische Ekstasetechnik, Suhrkamp, 2006.

des Lebens, sondern den Übergang von einem Leben in ein anderes.[30]

Der Tod ist ein universelles Geschehen, die Annahme des Aufenthaltsortes des Toten ist jedoch kulturspezifisch. Gemeinsam ist vielen Gesellschaften, dass sie mit Verstorbenen Kontakt halten, sei es, dass der Schamane oder ein Medium mit ihnen kommuniziert, Nachrichten empfängt und diese übermittelt, sei es, dass Verstorbene zu Festen der Lebenden eingeladen werden. Besessenheitsrituale, in denen sich der Verstorbene manifestiert, durch den Besessenen spricht und gestikuliert, zeigen deutlich, wie präsent Verstorbene in der Gemeinschaft Lebender sein können, auch wenn sie körperlich nicht mehr anwesend sind.

Transformationen beginnen jedoch nicht erst mit dem Tod, sondern bereits zum Zeitpunkt der Befruchtung der menschlichen Eizelle oder später durch die Geburt. Ein stetiger Wandel sowohl in körperlicher als auch geistiger Hinsicht begleitet das gesamte Leben des Menschen. Übergänge zwischen Leben und Tod wie zwischen Tod und Leben

30 Michaels, Axel: Den Tod in die Hand nehmen. Todesbewältigung im Hinduismus, In: *Tod und Ritual*, S. 75-90, hrsg. von Heller, B. u. Winter, F., Lit-Verlag 2007.

können als Zyklen verstanden werden, denen einen Werden und Vergehen eigen ist.

Im Verlauf unseres Lebens sterben wir viele symbolische Tode, deren Ursprung eng mit verschiedenen Etappen des Lebens in Verbindung steht. So sterben wir symbolisch mindestens drei Tode bis wir das Erwachsenenalter erreichen und transformieren uns selbst vom Säugling zum erwachsenen Menschen. Weitere symbolische Tode werden aber auch über Erkenntnisfindung bewerkstelligt, wenn wir beispielsweise unser Weltbild erweitern, ergänzen oder modifizieren. Entwicklung bedeutet immer, einen Teil Bestehendes hinter sich zu lassen. Gleichzeitig aber werden damit verbundene Erfahrungen nicht einfach gelöscht oder lösen sich auf, sondern integrieren sich als Impulse in ein neues Entwicklungsgeschehen ein. Dies gilt sowohl für die alltäglichen Erfahrungen unseres Lebens als auch für die Todeserfahrung.

LEBENSWELTEN

Im Zuge einer Transformation kann der Tod auf körperlicher Ebene stattfinden oder auch als Ende eines bestimmten Zustandes verstanden werden. Besonders passend für dieses Ende eines Zustandes ist eine Geschichte von Henry J.M. Nouven mit dem Titel *Dialog der Zwillinge im Mutterleib.*[31] In dieser Geschichte geht es um ein Gespräch, das ein Zwillingspaar im Mutterleib führt. Schwester und Bruder diskutieren eifrig darüber, ob es ein Leben nach der Geburt gibt oder aber, ob mit der Geburt alles Leben endet. Während die Schwester davon überzeugt ist, dass sie nach der Geburt ein hellerer und freundlicherer Ort als der dunkle Mutterleib erwarten wird, ist ihr Bruder der gegenteiligen Ansicht. Er geht nämlich davon aus, dass der Mutterleib der einzige Ort ist, an dem Leben überhaupt möglich ist.

Diese Geschichte gibt es in vielen Variationen, das Original jedoch stammt von Maurice Lamm, der vor über 40 Jahren, inspiriert von einem

---

31 Nouven, J. M. Henry: Die Gabe der Vollendung. Mit dem Sterben leben, S. 36-37, Herder: 1994.

israelischen Rabbi, die Parabel in seinem Buch[32] veröffentlichte. Aus dem Englischen übersetzt, lautet die Geschichte wie folgt:

Stellen Sie sich Zwillinge vor, die friedvoll in der Wärme des Mutterleibes heranwachsen. Ihre Münder sind geschlossen, sie werden durch die Nabelschnur ernährt. Sie führen ein ruhiges Leben. Die ganze Welt zeigt sich diesem Geschwisterpaar im Inneren des Mutterleibes. Wer könnte sich unter diesen Umständen etwas Größeres, Besseres und Bequemeres vorstellen? Die beiden beginnen ihre Situation (kurz vor der Geburt) zu hinterfragen und überlegen: Wir sinken tiefer und tiefer. Sollte sich dies fortsetzen, werden wir wohl eines Tages diesen Ort verlassen. Was wird dann geschehen?

Das erste Kind, geprägt von religiöser Tradition, ist davon überzeugt, dass es ein neues Leben nach dieser nassen und warmen Existenz im Mutterleib geben wird. Das zweite Kind ist ein Skeptiker. Es glaubt nur daran, was demonstriert werden kann. Wofür es keine Erfahrung gibt, kann es auch keine Vorstellung geben. Der vertrauensvolle Bruder sagt: Nach unseren 'Tod' wird es eine neue, großartige Welt geben. Wir werden durch den Mund essen, wir werden große Entfernungen sehen, wir werden mit unseren Ohren an den Seiten unse-

32 Lamm, Maurice: The Jewish Way in Death and Mourning. Death is a Night-that lies between two days, S. 232-234, Jonathan David Publishers: N.Y., 2000.

rer Köpfe hören. Unsere Füße werden gerade sein und unsere Köpfe aufrecht und frei, nicht nach unten gerichtet und eingeengt. Der Skeptiker antwortet: Nonsense. Du strapazierst deine Vorstellung! Diese Annahme entbehrt jeglicher Grundlage. Das ist lediglich dein Überlebensinstinkt, ein ausgeprägter Verteidigungsmechanismus, eine historisch konditionierte Flucht. Du bist auf der Suche nach etwas, das deine Angst vor dem Tod lindern könnte. Es gibt nur diese Welt! Es gibt keine neue Welt! "Nun dann", sagt das erste Kind, "Was glaubst du, dass uns erwartet?"

Das zweite Kind antwortet mit Gewissheit: Wir werden mit meinem Schlag gehen. Unsere Welt wird zusammenbrechen und wir werden in Vergessenheit geraten. Wir werden nicht mehr länger existieren. Ein Nichts. Schwarze Leere. Das Ende des Bewusstseins. Vergessen. Das mag kein tröstender Gedanke sein, aber es ist ein logischer Gedanke.

Plötzlich bricht Wasser los, das den gesamten Mutterleib erschüttert. Aufruhr. Tumult. Ein Krümmen. Alles bricht los. Es folgt ein mysteriöses Pochen – ein erdrückendes, abgehacktes Pochen. Und dann geht es immer schneller nach unten. Der zuversichtliche Bruder steht kurz vor dem Austritt. Er lässt vom Mutterleib los und fällt nach außen. Der zweite Bruder schreit gellend auf, bestürzt von dem Unfall, der seinem Bruder widerfahren war. Er beklagt und betrauert die Tragödie – den Tod eines so angenehmen Gefährten. Warum? Warum passte er nicht besser auf sich auf?

(fragt er sich). Warum musste er in diesen schrecklichen Abgrund fallen? Als er vor sich hinlamentiert, hört er plötzlich einen betäubenden Schrei und einen gewaltigen Lärm aus dem Abgrund und erzittert: "Du meine Güte! Was für ein schreckliches Ende! Wie ich es vorhergesagt habe.

Während der skeptische Bruder trauert, wurde sein "toter" Bruder in die neue Welt hineingeboren. Der betäubende Schrei ist ein Zeichen von Gesundheit und Lebenskraft, und der Lärm ist ein Chor der Gratulanten und Familie.

Diese Parabel zeigt wunderschön den Übergang von einem Lebensstadium in ein anderes. Obwohl beide Lebenswelten völlig unterschiedlich sind, ist in beiden Welten Leben möglich. Das Leben, wie es Maurice Lamm auf wunderbare Art definiert, ist gekennzeichnet durch unterschiedliche Zustände – den Zustand von *noch nicht*, die Zeit vor dem Leben als Säugling bzw. Mensch und *nicht mehr*, die Zeit nach dem Leben als Mensch. So wie wir uns vom Mutterleib eines Tages lösen und sterben, um ins Leben geboren zu werden, so lösen wir uns und sterben von dieser Welt, um in eine andere Welt geboren zu werden.

Das Austreten aus dem Mutterleib ist die Geburt des Körpers. Der Austritt aus dem Körper ist die Geburt der Seele, wie Maurice Lamm schreibt. Ähnlich wie der Mutterleib eine Vorbereitung für das Leben darstellt, so präsentiert sich unsere gegenwärtige Existenz als Teil jener Erfahrungen, die nach unserem Menschsein folgen.

SCHLUSSGEDANKEN

Ob Sie die Trauer an einzelnen Tagen besonders stark erleben oder ob sie sich durchgehend in einem tiefen Sehnsuchtsgefühl zeigt – Ihre Gefühle und Ihre Trauer sind ein Ausdruck Ihrer Liebe für den verstorbenen geliebten Menschen. Bitte denken Sie daran, die Liebe für den Verstorbenen läuft niemals ins Leere, schon gar nicht kann Liebe überflüssig sein, auch nicht dann, wenn der Tod eine körperliche Trennung hervorrief!

Ich hoffe, es gelingt Ihnen, dass Sie den Tod Ihres Verstorbenen als seinen persönlichen Schritt in eine neue Entwicklung betrachten können. Wo auch immer Sie ihren Partner, ihr Kind, Ihren Freund oder den Elternteil vermuten oder sehen, verbunden durch das Band der Liebe, stehen Sie in Verbindung. Wenn Liebe sucht, findet sie …

Ich hoffe, mir ist es gelungen, Sie darin zu bestärken, Ihre ganz individuelle Beziehung zum Verstorbenen zu pflegen und sich auf die Suche nach ihm zu machen. Eine Meditation, eine Imagination oder die einfache Stille sind dabei von unschätzbarem Wert.

Der Körper mag sterben, Bewusstsein allerdings vergeht nie. Sie können Ihrem bzw. Ihrer Lieben immer Bericht erstatten über ihre eigene Entwicklung und über all die Dinge, die sich zwischenzeitlich in Ihrem Leben ergaben. Sie können Briefe verfassen, Erinnerungsrituale praktizieren oder aber den direkten Dialog suchen. Lassen Sie dabei Ihre Intuition zu und erlauben Sie sich durchaus, auch unkonventionelle Schritte zu setzen, um Ihre Beziehung zu Ihrem Verstorbenen zu pflegen. Es ist ihre persönliche Beziehung und so individuell sie zu der Zeit war, als Sie diese Welt teilten, darf sie auch individuell gestaltet werden und vor allem weiterbestehen, wenn Sie sich beide in unterschiedlichen Welten befinden.

Ein abschließendes Zitat von Maurice Lamm verdeutlicht besonders schön, dass der Tod nur eine augenscheinliche Trennung bewirkt. Er vermag die Lebenswelten zu verändern, die Liebe verändert er nicht:

"Death is a night that lies between two days—the day of life on earth, and the day of eternal life in the world to come"[33]

"Der Tod ist eine Nacht, die zwischen zwei Tagen liegt—dem Tag des Lebens auf der Erde und dem Tag des ewigen Lebens in einer künftigen Welt"

[33] Lamm, Maurice: The Jewish Way in Death and Mourning. Death is a night-that lies between two days, S. 1, Jonathan David Publishers: N.Y., 2000.

Literatur

Ahern, Emily: The Cult of the Dead in a Chinese Village, S. 220-244, University Press: Stanford, 1973.

Beck, Nam-Lee: Protestantismus und Ahnenverehrung in Korea, Lit-Verlag, 2001.

Bonanno, George A.: The Other Side of Sadness. What the New Science of Bereavement Tells Us About Life After Loss, Basic Books: New York, 2009.

Bowen, Murray: Family Therapy in Clinical Practice, Jason Aronson Inc: Northvale, 1978.

Bucher, Beatrice: Sterben, Tod und Trauer in einer fortgeschritten Gesellschaft, Grin Verlag: 2007.

Cannadine, David: War and Death, Grief and Mourning in Modern Britain, In: *Mirrors of Mortality. Studies in the Social History of Death*, hrsg. v. Whaley, J., Europa Publications: London, 1981.

Carnelley, K.B: The Time Course of Grief Reactions to Spousal Loss: Evidence from a National Probability Sample, In: *Journal of Personality and Social Psychology 91*, 2006.

Eliade, Mircea: Schamanismus und archaische Ekstasetechnik, Suhrkamp: 2006.

Eibach, Ulrich: Sterbehilfe. Tötung aus Mitleid?, Brockhaus: Haan, 1998.

Emmons, Robert und **McCullough**, Michael: Counting Blessings Versus Burdens: An Experimental Investigation of Gratitude and Subjective Well-Being in Daily Life, *In: Journal of Personality and Social Psychology*, Vol. 84, No 2, 2003.
Freud, Sigmund: Trauer und Melancholie, In: *Zeitschrift*, Bd. 4, 1917.
Evens-Pritchard: Theorien über primitive Religionen, Shurkamp: 1981.
Jung, Carl Custav: Die Archetypen und das kollektive Unbewußte, In: *Gesammelte Werke Bd. 9*, 1985.
Heller, Birgit und **Winter**, Franz: Tod und Ritual, Interkulturelle Perspektiven zwischen Tradition und Moderne, Lit-Verlag: 2007.
Holmes, Thomas und **Rahe**, Richard: The Social Readjustment Scale, In: *Journal of Psychomatic Research 11*, 1966.
Worden, J.W.: Beratung und Therapie in Trauerfällen, 1999.
Kachler, Roland: Meine Trauer wird dich finden. Ein neuer Ansatz in der Trauerarbeit, Kreuz-Verlag, 2009.
Kremser, Manfred: Schamanische Transformationsrituale und die Anthropologie des Todes, In: *Tod und Ritual*, hrsg. v. Heller, B. und Winter, F.: Lit-Verlag, 2007.
Lamm, Maurice: The Jewish Way in Death and Mourning. Death is a Night-that lies between two days, Jonathan David Publishers: 2000.

Lászlo, Erwin u. **Van Lommel**, Pim: The New Planetary Consciousness, In: *Wisdom and Science in Dialogue. Wissenschaftliches Symposium*, Düsseldorf, 2006.
Michaels, Axel: Den Tod in die Hand nehmen. Todesbewältigung im Hinduismus, In: *Tod und Ritual*, hrsg. v. Heller, B. und Winter, F.: Lit-Verlag, 2007.
Nouven, J.M. Henry: Die Gabe der Vollendung. Mit dem Sterben leben, Herder: 1994.
Unterasinger, Fiona: Dialog mit Napa, Bod: 2005.
Unterasinger, Fiona: Wenn sich Wege trennen … Verstorbenes Tier - Trauernder Mensch, 2. Aufl. Bod: Hamburg, 2010.
Unterasinger, Fiona: Jenseitskontakte. Fallbeispiele und Protokolle. Von bedeutungsvollen Momenten und Einblicken in das Leben nach dem Tod. Bod: Hamburg, 2008.
Sedgwick, David: Introduction to Jungian Psychotherapy, Brunner-Routledge: 2001.
Laurie, A. und **Neimeyer**, R.A.: African Americans in Bereavement: Grief as a Function of Ethnicity, In: *Omega 57*, No. 2, University of Memphis, 2008.
Suchter, S.R. und **Zisook** S.: The Course of Normal Grief, In: *Handbook of Bereavement: Theory, Research, and Intervention*, hrsg. v. Stroebe, M.S. und Hansson, R.O., University Press: Stanford, 1993.

Index

S

T